Schmerzen verlernen

Jutta Richter

Schmerzen verlernen

Die erfolgreichen Techniken und Übungen der
psychologischen Schmerzbewältigung

5. Auflage

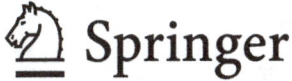 Springer

Jutta Richter
Psychologische Schmerztherapie
Bochum, Deutschland

ISBN 978-3-662-70124-9   ISBN 978-3-662-70125-6   (eBook)
https://doi.org/10.1007/978-3-662-70125-6

Die Deutsche Nationalbibliothek verzeichnet diese Publikation in der Deutschen Nationalbibliografie;
detaillierte bibliografische Daten sind im Internet über https://portal.dnb.de abrufbar.

Einbandabbildung: © dragana001 / iStock (Symbolbild mit Fotomodell)

Planung/Lektorat: Dr. Anna Krätz
Springer ist ein Imprint der eingetragenen Gesellschaft Springer-Verlag GmbH, DE und ist ein Teil von
Springer Nature.
Die Anschrift der Gesellschaft ist: Heidelberger Platz 3, 14197 Berlin, Germany

Wenn Sie dieses Produkt entsorgen, geben Sie das Papier bitte zum Recycling.

Vorwort zur 5. Auflage

Die wachsende Zahl der Schmerzbetroffenen zeugt von der Aktualität und Bedeutung von Schmerzen und deren Chronifizierung. Schmerz kann große Auswirkungen auf die Lebensqualität eines Menschen haben. Viele Betroffene mit andauerndem Schmerz suchen Alternativen und Ergänzungen zu Schmerzmitteln und medizinischen Therapien. Gefordert ist Selbsthilfe – alltagspraktische Übungen, die jederzeit zur Verfügung stehen und außerdem erfolgversprechend sind.

Dieses berechtigte Anliegen betrifft zahlreiche Menschen, die unter Schmerzen leiden, und zwar unabhängig von deren ursprünglicher Ursache. Schmerzen können z. B. als Folge von Unfällen, Verschleißerscheinungen oder bei so genannten funktionellen Beschwerden auftreten. Und manchmal sind sie einfach nicht – oder nicht mehr – hinreichend zu erklären.

Dieses Buch ist daher geschrieben für Menschen,

- die länger anhaltende Schmerzen haben oder deren Schmerzen bereits chronisch genannt werden,
- die akute Schmerzen haben und imstande sein möchten, diese besser zu verarbeiten,
- die in der Vergangenheit bereits viele Schmerzerfahrungen gemacht haben und zu erwartende Schmerzen (z. B. nach Operationen) minimieren möchten,
- die die ausschließlich medizinischen Möglichkeiten ausgeschöpft haben, deren Schmerzreduktion aber nicht recht erfolgreich war,
- die ihren Schmerz ganzheitlich behandeln und dabei die psychologischen Folgen von permanenten Schmerzen mit einbeziehen wollen: als Ergänzung zu Schmerzmitteln, medizinischen Therapien und Physiotherapie oder als „sanfte" Alternative, mit wenigen Nebenwirkungen,
- die auf eine psychologisch orientierte Schmerztherapie warten und diese Zeit sinnvoll vorbereiten wollen – oder zur Begleitung einer laufenden bzw. durchgeführten Therapie,
- die Eigeninitiative zeigen und Eigenverantwortung übernehmen wollen.

Das vorliegende Buch soll den an Schmerzen leidenden Menschen als Ratgeber zur Selbsthilfe dienen. Es ersetzt selbstverständlich nicht die ärztliche und/oder psychologische Betreuung, kann diese aber sinnvoll ergänzen. Es soll eine Anleitung sein, mittels praxisnaher Übungen psychologische Techniken zu lernen und selbst anzuwenden. Außerdem werden Informationen gegeben über psychosoziale Zusammenhänge und die Entstehung von chronischen Schmerzen.

Die Absicht dieses Buches ist es, Betroffenen zu helfen, Schmerzen besser zu verarbeiten, zu bewältigen und abzubauen. Lebensbereiche, die nicht mehr aktiv gelebt werden konnten, sollen wieder aufgenommen und gestaltet werden – kurz, die Lebensqualität soll wieder hergestellt werden. Dass psychologische Interventionen dabei hilfreich und wirksam sind, zeigen immer wieder aktuelle psychologische und interdisziplinäre Forschungsergebnisse.

Die Nachfrage und Kommentare zu den ersten vier Auflagen zeugen nicht nur von großem Interesse der Patienten, sondern auch anderer Berufsgruppen, wie Mediziner, Psychotherapeuten und Physiotherapeuten, die mit Schmerzpatienten arbeiten und psychologisch orientierte Übungen als Bereicherung zu ihrer eigenen Therapie suchen.

Ergänzend zu diesem Buch haben wir die App PAIN LESS entwickelt, welche noch über die Anwendung der Übungen in Kombination mit der Wissensvermittlung hinausgeht. Die App beinhaltet sehr hilfreiche weitere Funktionen wie: Schmerz-Kalender, „Notfallkoffer", eine grafische und tabellarische Auswertung der Eintragung und vieles, vieles mehr. Besuchen Sie unsere Webseite auf ► www.painless-app.de.

Jutta Richter
Bochum, Deutschland
August 2024

Danksagung   Mein Dank gilt meinem Mann und meinen Kindern – für ihre Geduld, ihre Liebe und ihre vielen Ideen.

Ich bedanke mich bei Professor Werner Siebert für seine guten Wünsche, bei Peter Otto für seine gelungene zeichnerische Unterstützung, bei Frau Dr. A. Krätz vom Springer-Verlag für ihre stets freundliche und kompetente Beratung, bei helfenden Freunden für ihre Inspirationen – und bei all meinen Patienten/innen mit Schmerzen, ohne die dieses Buch nicht möglich gewesen wäre.

Inhaltsverzeichnis

Vorbemerkungen 1

Test: Wie sehr wird Ihr Lebensalltag durch den Schmerz bestimmt? 5
Auswertung 7
0–7 Punkte 7
8–12 Punkte 7
13–18 Punkte 7
19–24 Punkte 8

Teil I: Was Sie über den Schmerz wissen sollten 9
Der charakteristische Weg des Schmerzpatienten 10
Voraussetzungen zur Schmerzbewältigung 12
Ziele der psychologischen Schmerzbewältigung 14
Schmerz verstehen 16
Das Schmerzsystem 18
Chronisch gewordener Schmerz und seine Ursachen 19

Teil II: Übungen und Techniken zur Schmerzbewältigung 29
Anwendungshinweise 31
Das Schmerzprotokoll 33
Veränderung von Denken, Bewertung und Einstellung 37
Übung 1: Entkopplung von Körper und Emotionen 37
Übung 2: Gedankenstopptechnik 39
Übung 3: Umlenkung der Aufmerksamkeit 43
Übung 4: Schmerz als ein Gegenüber 44
Übung 5: Perspektivenwechsel 45
Übung 6: Affirmationen – formelhafte Vorsätze 47
Übung 7: Kognitive Umbewertung – das ABC-Modell der Emotionen 48
Veränderung des inneren Erlebens – Körperwahrnehmung 54
Übung 8: Schulung der Achtsamkeit und der Innenwahrnehmung 54
Übung 9: Genusstraining 56
Übung 10: Achtsames Fokussieren – das Wissen des Körpers erleben 57
Übung 11: Körperantworten 61
Übung 12: Gefühl hinter dem Schmerz 62
Ruhe- und Entspannungstechniken **63**
Die Wirkungsweisen von Entspannungsverfahren 65
Was bei der praktischen Anwendung zu beachten ist 66
Übung: Einleitung der Entspannung 68
Progressive Muskelentspannung (PME) nach Jacobson 69
Anwendungstipps zur PME 70
Übung 13: Progressive Muskelentspannung – Langform 71
Übung 14: Progressive Muskelentspannung – Kurzform 74
Übung 15: Konzentrative Entspannung 78
Übung 16: Entspannung durch Klopfakupressur 80

Übung 17: Entspannung durch Augenbewegungen 82

Übung 18: Entspannung durch Schmerztoleranz... 83

Entspannung durch Körperachtsamkeit und Sinneswahrnehmung 84

Übung 19: Körperwanderung.. 85

Übung 20: Der gute Ort 86

Übung 21: Sinneskanäle 87

Übung 22: Der Apfel... 89

Übung 23: Berührungspunkte... 90

Entspannung durch Atmung 91

Übung 24: Atemwahrnehmung... 91

Übung 25: Spezielle Atemtechniken.. 92

Entspannung durch Fantasiereisen 96

Übung 26: Am Strand 96

Übung 27: Wasserfall.. 97

Selbsthypnose – Tiefenentspannung... 99

Übung 28: Selbsthypnose 101

Module: Imaginationen/Suggestionen.. 105

Übung 29: Schmerzgestalt.. 105

Übung 30: Modulation der Schmerzgestalt... 107

Übung 31: Handschuhanästhesie 108

Übung 32: Schmerzverschiebung.. 110

Übung 33: Schmerzintensivierung 111

Schmerzmodulation durch mentale Steuerung... 112

Biofeedback – ich kann den Erfolg sehen … 113

Übung 34: Schmerzfeedback... 114

Übung 35: Mentales Bewegungstraining... 114

Teil III: Veränderungen ungünstiger Verhaltensweisen... 117

Wie Sie Ihr Verhalten schrittweise verändern können 118

Körperliche Bewegung 120

Soziale Aktivitäten (wieder-)aufnehmen... 123

Ist eine Veränderung des Schmerzverhaltens notwendig? 125

Welche Hinweise will der Schmerz vielleicht geben?.. 127

Stress und Überforderung 127

Aufspüren und Verändern äußerer Stresseinflüsse... 129

Erkennen und Verändern innerer Einstellungen... 131

Erhöhung der Stressresilienz und Stärkung der Regeneration 132

Ungelöste Probleme und Lösungsstrategien 133

2. Schritt: Zielentwurf und Lösung finden:... 134

4. Schritt: Anwendung und Überprüfung... 135

Gelungene Kommunikation als Bestandteil der Schmerzbewältigung.................................... 137

Motivation: Wie lassen sich die guten Ergebnisse halten? 140

Serviceteil

Kopiervorlage für ein Schmerzprotokoll 146

Kontaktdaten verschiedener Schmerzhilfegesellschaften.. 148

Literatur 149

Stichwortverzeichnis.. 153

Über die Autorin

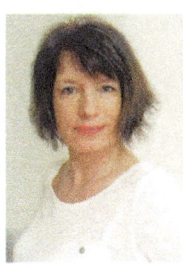

Dr. phil. Jutta Richter

Dr. phil. Jutta Richter ist Psychologin und Physiotherapeutin; Zertifikat Medizinisch-Psychotherapeutische Hypnose (Selbstorganisatorische Hypnose™ n. Renartz); Zertifikat NLP; Zertifikat Biofeedback-Therapie; Zertifikat Brainspotting-Traumatherapie.

Sie arbeitet seit 2004 in eigener Praxis in Bochum. Seit 1995 verschiedene Dozententätigkeiten im Bereich Psychologie und Physiotherapie. Wissenschaftliche Publikationen und Vorträge zum Thema „Schmerz, Stressverarbeitung und Kommunikation". Einer ihrer Forschungsschwerpunkte ist die Behandlung von Patienten mit chronischen Schmerzen, Erkrankungen mit psychischen Komorbiditäten und die Wirkung biografischer sowie transgenerationaler Erfahrungen auf Schmerz- und Stresswahrnehmung.

Vorbemerkungen

J. Richter, *Schmerzen verlernen*, https://doi.org/10.1007/978-3-662-70125-6_1

Multimodale
Schmerztherapie ...

Wenn Schmerzen chronisch zu werden drohen oder es bereits sind, wird eine Schmerztherapie nötig sein. Sie sollte am besten nicht nur eindimensional, sondern multimodal, also gleichzeitig auf bio-psycho-sozialer Ebene erfolgen; d. h. es sollten Anteile aus verschiedenen Fachbereichen, die eben biopsychosoziale Aspekte integrieren, mit einbezogen werden:

- die medizinische und pharmakologische Therapie,
- die psychologische Schmerztherapie und Stressreduktion
- die Physiotherapie, Bewegung und sportliche Aktivitäten sowie
- Lebensstil- und Verhaltensänderungen.

... ist erstaunlich erfolgreich

Mehrjährige Studien in Kliniken und Schmerzambulanzen zeigen: Eine gute Zusammenarbeit aller Disziplinen bei guter Mitarbeit der Schmerzbetroffenen erzielt häufig erfolgreiche Resultate im Hinblick auf die Intensität wie auch auf die Dauer von Schmerzen- insbesondere, wenn „psychosomatische" Faktoren mit einbezogen werden.

Dennoch muss immer wieder bedauert werden, dass multimodale Behandlung, ganz besonders begleitende psychologische Unterstützung, zu wenig stattfindet, geeignete Angebote sind noch zu selten zu finden. Das gilt insbesondere für den ambulanten Bereich.

Das Buch gliedert sich im Wesentlichen in drei Hauptteile:

Informationen

In **Teil I** werden Informationen gegeben zum Thema: Schmerzentstehung und Schmerzverarbeitung; was sind mögliche Ursachen von andauernden Schmerzen, und welche Ziele hat die psychologisch orientierte Schmerzbewältigung?

Methoden und Techniken

Teil II widmet sich den Methoden und Techniken psychologischer Schmerzbewältigung. Dazu gibt es über 30 Übungen zu kognitiven, emotionalen und auf Körperwahrnehmung basierenden Modulationen. Verschiedene Entspannungsverfahren, Selbstinstruktionen und Aufmerksamkeitslenkung, Achtsamkeitsübungen und Atemtechniken, Imaginationsverfahren und Biofeedback werden dargestellt.

Veränderungen auf der Verhaltensebene

In **Teil III** geht es um Veränderungen auf der Verhaltensebene und wie diese psychologisch motiviert werden können. Lebensstil und Schmerzverhalten, wie z. B. der Umgang mit Stress, mit unzureichender körperlicher Bewegung und den eigenen schmerzverstärkenden Reaktionen werden analysiert – und es werden konstruktive Möglichkeiten des Umlernens aufgezeigt.

Verschiedene therapeutische Ansätze

Die Techniken und Übungen in diesem Buch orientieren sich an verschiedenen therapeutischen Ansätzen und Elementen folgender Verfahren:

- kognitive Verhaltenstherapie,
- Entspannungsmethoden und Atemtechniken,
- Konzepte der Achtsamkeit,

- Selbsthypnose und Tiefenentspannung,
- NLP (Neurolinguistisches Programmieren),
- Focusing (körper- und erlebensorientierte Therapie),
- moderne, systemische und selbstorganisatorische Hypnose.

Bevor es nun losgeht: Um sich überhaupt darüber klar zu werden, welchen Raum das Thema Schmerz im eigenen Erleben beansprucht, können Sie den folgenden Test durchführen.

Test: Wie sehr wird Ihr Lebensalltag durch den Schmerz bestimmt?

Inhaltsverzeichnis

Auswertung – 7
0–7 Punkte – 7
8–12 Punkte – 7
13–18 Punkte – /
19–24 Punkte – 8

Beantworten Sie die nachstehenden Fragen nach folgendem Punktesystem:

> **Bewertung**
> **Stimmt: 2 Punkte**
> **Stimmt zum Teil: 1 Punkt**
> **Stimmt nicht: 0 Punkte**

Testfragen zur Schmerz-
belastung

1. Ich denke den ganzen Tag immer wieder an meine Schmerzen.
2. Ich mache mir doch Sorgen, dass irgendeine ernsthafte Erkrankung hinter meinen Schmerzen steckt.
3. Der Schmerz beeinträchtigt mein Leben sehr. Wenn der Schmerz in dieser Intensität andauert, wird mein Leben nicht mehr lebenswert sein.
4. Aufgrund der Schmerzen reagiere ich auf meine Umgebung viel gereizter.
5. Ich habe oft das Bedürfnis, meine Ruhe zu haben. Aufgrund der Schmerzen ziehe ich mich immer mehr in mich/ aus dem sozialen Leben zurück.
6. Ich muss vorsichtig sein und genau auf meine Bewegungen achten. Viele Bewegungen und Tätigkeiten werden durch Schmerzen beeinträchtigt.
7. Ich bin so genervt. Manchmal befürchte ich, dass mich die Schmerzen um meinen Verstand bringen.
8. Der Schmerz raubt mir den Schlaf.
9. Ich weiß meine Schmerzen kaum zu beeinflussen. Ich bin Opfer meines Schmerzes.
10. Ich denke oft darüber nach, ob meine Schmerzen je wieder weggehen werden.
11. Meine Leistungsfähigkeit und meine Konzentration sind ziemlich beeinträchtigt.
12. Wenn ich nur die richtige Therapie/den richtigen Therapeuten finden würde, wären meine Schmerzen wahrscheinlich schon weg.

> Wenn Sie alle Fragen bewertet haben, zählen Sie Ihre Punkte zusammen.

Auswertung

0–7 Punkte

Für Sie ist der Schmerz kaum ein Problem. Sie lassen sich nicht übermäßig von ihm beeinflussen. Entweder Sie haben Schmerz als Teil Ihres persönlichen Lebens/Ihres Alters akzeptiert, oder Sie haben passende Möglichkeiten schmerzreduzierender Maßnahmen gefunden.

Auswertung des Testergebnisses

8–12 Punkte

Sie können Ihren Schmerz überwiegend tolerieren und werden nicht sehr von ihm vereinnahmt. Sie wissen wahrscheinlich, wann Ihr Schmerz stärker wird und dass Sie ihn reduzieren können, wenn Sie bestimmte Belastungsfaktoren in Ihrem Leben minimieren.

Das Erlernen von Entspannungsverfahren und Schmerzbewältigung kann Ihnen helfen, in besonders stressreichen Situationen eine Zunahme Ihrer Schmerzen zu verhindern.

13–18 Punkte

Ihr Aufmerksamkeit, Ihre Gefühle und Einstellungen werden stark vom Schmerz bestimmt. Ihre Hobbys, Bewegungen und (soziale) Aktivitäten leiden wahrscheinlich darunter. Doch gerade diese Tätigkeiten könnten vom Schmerz ablenken, sie könnten negative Gedanken und Stress reduzieren.

Kommen Sie unbedingt heraus aus dieser Negativschleife von Schmerz – Stress – Erwartungsangst! Lernen Sie wieder, Ihr Leben selbst in die Hand zu nehmen, bewusst und zielgerichtet Ihren Schmerz zu beeinflussen und Ihre Stressfaktoren zu erkennen. Übungen der psychologischen Schmerzbewältigung können Ihnen dabei helfen!

19–24 Punkte

Für Sie ist der Schmerz ein bedeutendes Problem. Ihr gesamtes Denken und Handeln wird vom Schmerz bestimmt, und Sie haben kaum Hoffnung, dass sich daran etwas ändern könnte. Ihr Leben ist so stark beeinträchtigt, dass Sie sich Hilfe von außen holen sollten: Besprechen Sie Ihre Probleme mit anderen Menschen, und wenden Sie sich an Ihren Arzt oder Psychotherapeuten. Dabei sollte auch abgeklärt werden, ob eine weitere Erkrankung, wie z. B. eine Depression oder Angststörung, mitbehandelt werden muss.

Teil I: Was Sie über den Schmerz wissen sollten

Inhaltsverzeichnis

Der charakteristische Weg des Schmerzpatienten – 10

Voraussetzungen zur Schmerzbewältigung – 12

Ziele der psychologischen Schmerzbewältigung – 14

Schmerz verstehen – 16

Das Schmerzsystem – 18

Chronisch gewordener Schmerz und seine Ursachen – 19

Mehr als 14 Mio. Betroffene

Wer wünscht sich nicht, gesund und schmerzfrei zu sein. Dieser Wunsch ist zurzeit für viele Menschen unerfüllbar, nach verschiedenen Schätzungen leben in Deutschland 14–20 Mio. Menschen mit chronischen, d. h. länger als sechs Monate anhaltenden oder immer wiederkehrenden Schmerzen.

Das Leiden ist für den einzelnen Betroffenen oft unvorstellbar groß: Dauernder Schmerz zermürbt, schränkt ein, macht mutlos. Erst recht, wenn die Ursache nicht (mehr) das hohe Ausmaß an Schmerz und Beeinträchtigungen erklären kann.

Jeder Mensch kennt Schmerz, fast jeder empfindet ihn als unangenehm und will ihn schnell wieder loswerden. In vielen Fällen gelingt das auch. Meist dann, wenn eine akute Verletzung ausheilt, verringert sich mit ihr der Schmerz. Manchmal aber entspricht der Schmerz nicht mehr der entsprechenden Gewebeschädigung, d. h. er bleibt auch nach dem Heilungsvorgang bestehen. Dann spricht man nach etwa 6 Monaten von chronischen Schmerzen.

Typische Körperbereiche

Es gibt typische Körperbereiche, die zu chronischen Schmerzen neigen. Allein der Rückenschmerz – insbesondere der sog. „unspezifische Rückenschmerz" ohne nachweislichen oder adäquaten Organschaden – gilt heute schon als Volkskrankheit: Jeder dritte Deutsche hat ihn permanent, jeder zweite gelegentlich. Kopfschmerzen und Migräne, Muskel- und Gelenkschmerzen, Nervenirritationen etc. sind weitere Schmerzen, die sich dauerhaft einstellen können.

Manchmal keine organische Ursache

Manchmal kann medizinisch ein organischer oder physiologischer Zusammenhang gefunden werden – manchmal auch nicht. Dann wird es in der Regel schwer für den Betroffenen.

Der charakteristische Weg des Schmerzpatienten

Einschränkung der Lebensqualität

Menschen mit chronischen Schmerzen haben oft eine jahrelange Odyssee durch die Praxen von Ärzten und anderen Therapeuten hinter sich. Sie erfahren mehrere, manchmal vergebliche oder nicht dauerhaft wirkende Therapien. Das erzeugt immer wieder Hoffnung, die sich abwechselt mit Zweifel und Enttäuschungen; irgendwann beginnt die Resignation. Der Schmerz erhält einen zentralen Stellenwert im eigenen Leben, alles Denken und Fühlen dreht sich um den Schmerz und dessen Auswirkungen. Soziale Folgen (z. B. Unverständnis in der Familie oder im sozialen Umfeld), körperliche Folgen (z. B. Bewegungseinschränkungen) und psychische Folgen (z. B. Isolationsgefühle) verstärken das Leiden. Die Lebensqualität wird als zunehmend schlecht empfunden.

Wenn die Schmerzen organisch nicht eindeutig zuzuordnen sind oder die Schmerzregion ständig wechselt, zweifeln Betroffene irgendwann selbst an ihrer eigenen Wahrnehmung.

Auch heute noch laufen chronisch Schmerzkranke Gefahr, dann, wenn der Arzt keine körperlichen Ursachen nachweisen kann, von ihrer Umgebung als Simulanten eingestuft zu werden – und manch Betroffener ordnet sich schließlich irgendwann selbst so ein. Doch Schmerzen werden real erlebt und gefühlt – sind insofern immer „echt".

Das Schwierigste am Schmerz ist, dass man kaum persönliche Kontrolle über ihn zu haben scheint. Stärke und Zeitpunkt des Auftretens lassen sich nicht steuern, daraus resultiert ein Gefühl von Hilflosigkeit. Durch Vermeidung von schmerzauslösenden Bewegungen, Tätigkeiten oder Situationen versucht man, dem Schmerz auszuweichen und so einen gewissen Einfluss zu behalten. Gerade dadurch entsteht jedoch oft erst recht eine mit Angst verbundene Schmerzerwartung, der man wiederum durch weitere Vermeidung zu entgehen versucht.

Einige Betroffene empfinden herbe Enttäuschung darüber, dass sie ihre bis dahin erlebte körperliche Unversehrtheit aufgrund des Dauerschmerzes nunmehr eingebüßt haben. Der bisher gut funktionierende Körper wird durch Schmerzepisoden zu einem unzuverlässigen Kameraden, der dann eher bekämpft oder kontrolliert werden muss.

Ein weiterer Aspekt ist, dass Schmerzpatienten trotz vielfacher ärztlicher Untersuchungen oft noch eine tiefe Unsicherheit darüber hegen, ob nicht doch eine schlimme andere, organische Krankheit hinter den Beschwerden steckt. Damit verbunden ist die ständige Frage, ob auch alles entdeckt, alles Mögliche zur Heilung getan worden ist. Auch das kann Ängste schüren.

Allen Betroffenen gemeinsam ist das Warten auf eine Art Wunderheilung. Sie hoffen, dass die Schmerzen verschwinden werden, sobald sie die richtige Technik, die richtige Therapie, das richtige Heilverfahren gefunden haben.

Manch einer entdeckt auch die passende Methode für sich – viel häufiger aber ist ein endloses Nachjagen von Therapie zu Therapie – mit dem Ergebnis zunehmender Enttäuschung. Effektiver und lösungsorientierter kann da eine echte Auseinandersetzung mit dem Schmerz sein, verbunden mit der Veränderung ungünstiger Lebensweisen.

Menschen mit lange anhaltenden Schmerzen vergleichen ihren jetzigen körperlichen Zustand oft mit Zeiten, in denen sie noch schmerzfrei waren. Der Unterschied ist meist immens. Ein solcher Vergleich führt unweigerlich zu Enttäuschungs- und Frustrationsgefühlen. Die positiv erinnerte Vergangenheit ist mitunter 20 oder 30 Jahre her. Dabei wird vergessen, dass

Schmerzen sind immer echt ...

... und scheinen kaum kontrollierbar zu sein

Liegt wirklich nichts Gefährliches zugrunde?

Allzu positive Erinnerungen

mittlerweile auch ganz normale Altersprozesse ihre Spuren im Körper hinterlassen haben. Und so manche Erinnerung wird mit der Zeit auch positiver als die Geschehnisse ursprünglich erlebt wurden …

Zu hohe Erwartungen

Die meisten Patienten mit chronifizierten Schmerzen erwarten von einer Therapie eine hundertprozentige Schmerzreduktion. Die Enttäuschung ist hier in der Regel vorprogrammiert. Realistischer ist eine Reduzierung der Schmerzen um 30–50 % – wenn sie Schmerzen noch weiter verringert werden können, ist das erfreulich, aber nicht zu erzwingen.

Realistisches Ziel kann es auch sein, den augenblicklichen Zustand zu erhalten, also schlimmere Schmerzzustände zu verhüten!

Zuallererst: Nehmen Sie die Schmerzen an!

Die Akzeptanz von (verbleibenden) Schmerzen ist wahrscheinlich die schwierigste Herausforderung für Menschen mit Schmerzen. Doch genau das ist das allererste Ziel. Man könnte sagen, es ist eine notwendige Voraussetzung für erfolgreiche Gegenmaßnahmen.

 Je niedriger die unrealistische Erwartung der Schmerzfreiheit ist, desto größer ist die Wahrscheinlichkeit einer gelungenen Schmerzbewältigung.

Voraussetzungen zur Schmerzbewältigung

„Schmerz ist ein unangenehmes Sinnes- und Gefühlserlebnis, das mit (…) oder ohne Gewebeschädigung verknüpft ist." Das ist die WHO-Definition von Schmerz. Gemeint ist, dass Schmerz immer eine körperliche *und* eine seelische Komponente hat.

Biopsychosoziales Modell der Schmerzentstehung

Sämtliche modernen Schmerztheorien bestätigen heute das biopsychosoziale Modell der Schmerzentstehung. Das heißt, Schmerzverarbeitung wird immer als ein komplexes Geschehen definiert, das sowohl auf *biologischer* Ebene (im Körper/ im Zentralen Nervensystem) wie auch auf *psychologischer* (im Denken, Fühlen und Verhalten) und *sozialer* Ebene (im Leben mit anderen) stattfindet.

Deshalb macht es Sinn, sich auf biologischer, aber auch auf emotionaler und sozialer Ebene mit dem Schmerz auseinanderzusetzen. Wer seinen Schmerz rein körperlich bezogen sieht, greift hier zu kurz.

Agieren Sie aktiv und eigenverantwortlich!

Die wirksamsten Veränderungen geschehen dann, wenn die von Schmerz Betroffenen aktiv und eigenverantwortlich beginnen, ihre Probleme zu erkennen und mit zu lösen. Die Erkenntnis, den wichtigsten Hebel für weniger Schmerz selbst in der Hand zu halten, ist vielen Menschen neu.

Dabei ist es entscheidend, dem Schmerz trotzdem so gelassen wie möglich zu begegnen, ihn nicht als Katastrophe einzustufen, denn er ist nicht (lebens-)gefährlich. Es gilt auch zu verstehen, dass Schmerz zu einem gewissen Teil zum Leben dazu gehört.

An der Schmerzerfahrung und -wahrnehmung eines Menschen sind zu einem großen Teil Lernprozesse beteiligt. Aktive Schmerzbewältigung ist so gesehen ein Umlernprozess. Dank seiner Flexibilität kann das Gehirn Schmerz quasi wieder *verlernen* und lernen, mit ihm umzugehen. Ähnlich wie ein Parfüm, das man nach einer Weile nicht mehr riecht, so kann auch der chronische Schmerz aus der Aufmerksamkeit herausgefiltert werden.

Das Gehirn kann umlernen

Das fordert wiederholtes Üben schmerzlindernder Maßnahmen. Das Gehirn, das Nervensystem und der Körper müssen, ähnlich einem Muskel, gut trainiert werden, um Verhaltensänderungen und Schmerzlinderung fest zu verankern. Solche Lernprozesse werden am besten dadurch gestärkt, dass sie Spaß machen und dass das angestrebte Ziel von hoher Motivation begleitet wird. Je stärker der Wunsch nach positiver Veränderung ist und je mehr es gelingt, die Umstellungsprozesse tatsächlich herbeizuführen, desto eher werden sie von Erfolg gekrönt sein.

Durch Erfolg wird die Motivation am besten aufrechterhalten oder sogar gesteigert. Erfolg kommt erst durch „Tun", am besten durch wiederholtes Tun. Dann kann sich der Körper an neue Zustände und Verhaltensweisen gewöhnen.

Erfolg durch Motivation

Das Warten auf den Erfolg benötigt allerdings ein gewisses Durchhaltevermögen. Hindernisse oder kleinere Rückschritte sind unvermeidlich und sollten verständnisvoll miteinkalkuliert werden. Genauso wichtig ist es, sich die Zeit zu nehmen, die Erfolge dann bewusst wahrzunehmen, ihnen nachzuspüren, sie anzuerkennen und zu genießen.

Haben Sie Geduld mit sich, Veränderungen brauchen ihre Zeit! Aber unterliegen Sie nicht dem Denkfehler: Man muss erst warten auf Besserung, in diesem Falle auf Schmerzlosigkeit, damit man dann etwas tun kann – es funktioniert genau umgekehrt. Das kann nicht genug betont werden!

Warten Sie nicht erst auf Besserung, bevor Sie etwas tun!

Auch wenn Sie zunächst nicht an die Wirksamkeit einzelner Techniken glauben können, seien Sie offen und probieren Sie sie doch trotzdem einfach einmal aus – erstaunlicherweise kommt der Erfolg oft deutlicher als erwartet.

Eine der wichtigsten Voraussetzungen zur Schmerzlinderung ist, wie bereits angesprochen, die Akzeptanz der eigenen Schmerzen. Das mag widersprüchlich klingen. Aber erst wenn das Problem als solches wahrgenommen und anerkannt wird, braucht man nicht mehr dagegen anzukämpfen. Das nimmt den Druck.

Beobachten Sie den Schmerz so unaufgeregt wie möglich!

Anstatt den Schmerz um jeden Preis vermeiden und wegdrängen zu wollen, wird dann Raum geschaffen für ein neutrales, eher wohlwollendes Beobachten:

- Unter welchen Bedingungen habe ich eigentlich Schmerzen?
- Wodurch verstärken sie sich? Wodurch lassen sie nach?
- Welche Situationen und Gegenmaßnahmen kann ich persönlich nutzen?
- Welche Eigeninitiative kann ich selbst übernehmen – was liegt in meiner Verantwortung, in meinen Möglichkeiten?
- Welches Verhalten bzw. welche innere Haltung kann/müsste ich ändern?

Vorteile oder Interessenskonflikte durch Schmerz?

Manchmal ist es auch notwendig, sich ehrlich die positiven Seiten seines Schmerzes bewusst zu machen und sich zu fragen, welche eventuellen Vorteile der Schmerz mit sich bringt:

- Welche Arbeiten kann ich vermeiden?
- Welche lästigen Aufgaben oder Entscheidungen bleiben mir erspart?
- Wie viel Zuwendung erhalte ich über Schmerz?
- Welche anderen Konflikte oder Probleme in meinem Leben muss ich dringend vorher klären bzw. lösen?
- Welche z. B. schützende Funktion hat der Schmerz; was ist anders, wenn ich schmerzfrei bin?
- Welche andere, noch unangenehmere Emotion oder Erfahrung verhindert oder verdrängt der Schmerz?

Es ist frappierend – aber die Vorteile von Schmerz könnten dann sogar überwiegen und der Grund dafür sein, warum der Organismus nicht von den Schmerzen ablässt. Dann kommt man nur weiter, wenn man bereit ist zu lernen, seine dahinterstehenden Probleme zu lösen und seine Bedürfnisse anders, reifer mitzuteilen.

> Sollte sich trotz intensiver Bemühungen kaum Besserung einstellen oder stellen Sie fest, dass Ihre Schmerzen oder Probleme von Ihnen in Selbsthilfe nicht zu lösen sind, suchen Sie bitte Hilfe – z. B. bei einem Arzt oder Psychologen. Sehen Sie es nicht als Niederlage oder eigene Schuld, wenn Sie auf Expertenhilfe zurückgreifen müssen.

Ziele der psychologischen Schmerzbewältigung

Was hat Schmerzbewältigung mit Psychologie zu tun?

Wenn Patienten mit chronischen Schmerzen psychologische Unterstützung angeboten wird, denken sie zunächst meist an eine Form der Psychotherapie und reagieren eher skeptisch, denn sie erleben ihren Schmerz körperlich statt seelisch verursacht. Außerdem wollen sie nicht als psychisch beeinträchtigt gelten.

Eine Psychotherapie für chronisch Schmerzerkrankte kann sehr sinnvoll sein, wenn die Ursachen des Schmerzes vorwiegend seelischer Natur sind oder wenn es bedeutende psychische Begleiterkrankungen gibt (z. B. Depression, Angststörung, Trauma etc.).

Psychische (Mit-)Erkrankungen gehören unbedingt mitbehandelt

Heute werden in der psychologischen Schmerzbewältigung aber vor allem die psychischen Folgen von lang anhaltenden Schmerzen in den Mittelpunkt gestellt. Schmerz kann psychisch sehr belastend sein, er hat Auswirkungen auf das Denken, Fühlen, Handeln und wirkt wie ein Dauerstressor auf den Organismus.

Schmerz als Dauerstressor

Die Frage ist dann: Wie lässt sich dieser Dauerstress so reduzieren, dass wieder ein selbstbestimmtes, entspanntes Leben möglich wird?

Psychologische Techniken zur Schmerzbewältigung zeigen wirksame und wissenschaftlich fundierte Möglichkeiten, wieder Kontrolle über den Schmerz zu erhalten, die Schmerztoleranz zu erhöhen, das Schmerzerleben positiv zu beeinflussen und aktiv den Schmerz zu reduzieren. Dabei arbeitet die psychologische Schmerztherapie als kausale Behandlung dort, wo psychosoziale Faktoren als verursachend oder schmerzerhaltend angesehen werden. Etwa, wo weitere (z. B. biografische) Stressfaktoren bestehen und abgebaut werden können oder wo ungünstige Einstellungen Schmerzen ungewollt verstärken.

Kontrolle über das Schmerzerleben durch psychologische Techniken

Wenn psychologische Methoden und Techniken erfolgreich angewendet werden, ergeben sich folgende mittel- und langfristige Ergebnisse:

Die Lebenszufriedenheit steigt

- Die empfundene Schmerzintensität wird reduziert.
- Die Auftrittshäufigkeit von Schmerzattacken wird verringert.
- Die Schmerztoleranz steigt, die Erträglichkeit von Schmerzen wird erhöht.
- Informationen zur Schmerzentstehung und zu biopsychosozialen Wechselwirkungen führen zu mehr Verständnis und größerer Akzeptanz des eigenen Schmerzes.
- Ungünstige Denkstile und die emotionale Verarbeitung sowie Gewohnheiten und Verhalten, die Schmerzen verstärken, werden erkannt und modifiziert.
- Kognitive, emotionale und verhaltensmäßige Strategien zur Schmerzbewältigung werden erlernt und können entsprechend angewandt werden.
- Ängste und Gefühle von Hilflosigkeit bezüglich der Schmerzen werden abgebaut, die Kontrollmöglichkeiten erhöhen sich.

- Die psychische Belastbarkeit sowie die psychosozialen Kompetenzen werden gestärkt im Hinblick auf Stressverarbeitung, Problemlösefähigkeiten und Kommunikation.
- Die körpereigene Schmerzhemmung und Selbstheilungskräfte werden angeregt.
- Veränderungen im Bewegungs- und Gesundheitsverhalten werden angenommen.
- Das Körpergefühl verbessert sich, die körperliche Belastungsfähigkeit steigt, das Vertrauen des Patienten in sich und seinen Körper nimmt wieder zu.
- Die Lebensqualität, d. h. die Lebenszufriedenheit steigt.

Linderung des Schmerz-leidens

Das primäre Ziel einer psychologisch orientierten Schmerz-bewältigung ist nicht die Beseitigung des *körperlichen Schmerzes* an sich – diese wird sich im günstigen Fall als Folge einstellen – sondern die Linderung des *Schmerzleidens*. Was ist der Unterschied?

Angst kann verlernt werden

Schmerz findet immer sowohl auf der körperlich-sensorischen wie auf der gedanklich-emotionalen Ebene statt. Man könnte sagen, es gibt keinen körperlichen Schmerz ohne begleitende Gefühle. Ein stechendes Körperempfinden zu haben zum Beispiel, ist in der Regel nicht in erster Linie das Problem – daran kann man sich gewöhnen, wenn es nicht als gefährlich eingestuft wird. Erst wenn sich Angst hinzugesellt, etwa davor, die besagte Körperempfindung nicht mehr loszu-werden und für immer davon beeinträchtigt zu sein, wird Schmerz unerträglich. Diese kognitiv-emotionalen Reaktionen wie begleitende Gedanken, Sorgen oder Gefühle der Bedro-hung machen das Schmerzerleben, das Leiden, erst aus. Und sie können beeinflusst, im besten Falle verlernt werden.

Wie hilft die psychologische Schmerzbewältigung?

Bei der Psychologischen Schmerzbewältigung sollen un-günstige Schmerzauslöser, Schmerzverarbeitungsmechanis-men und Lebensgewohnheiten bewusst gemacht und verän-dert werden. Techniken zur Schmerzlinderung, zur Stress-reduktion und Entspannung sollen erlernt, die Problemlösefähigkeit gestärkt, eigene Ressourcen erprobt, die Körper- und Genusswahrnehmung geschult werden. Daneben werden soziale Aktivitäten bzw. Unterstützung erschlossen und das Bewegungsverhalten aufgebaut.

Schmerz verstehen

Lernen durch Einsicht

Um sich dem Phänomen Schmerz zu nähern, ist es ratsam, es zu verstehen. Wie und wodurch entsteht Schmerz, wie wird er verarbeitet? Etwas, was man verstehen kann, wirkt meist nicht mehr stark bedrohlich. Wenn Schmerzen als „sinnvoll" oder wenigstens als erklärbar erlebt werden, reduzieren sie sich meist schon. Und wer versteht, welche Faktoren Schmerzen verstärken und aufrechterhalten, kann geeignete Lösungen entwickeln.

Schmerz ist eine der intensivsten menschlichen Empfindungen und kann schrecklich und schön zugleich sein. Was heißt das? Verletzungen und chronischer Schmerz werden sicherlich zu den unangenehmsten Empfindungen gezählt werden, während eine Geburt oder ein unter Schmerzen erreichtes sportliches Ziel zu den glücklichsten Momenten eines Menschen gehören können.

Eine starke Motivation, ein hohes Ziel, das Gefühl von fehlender Bedrohung oder eine Überlagerung durch andere Empfindungen scheinen Schmerzwahrnehmung völlig ausblenden zu können.

Unterschiedliche Schmerzwahrnehmung

In einigen Kulturen werden stark verletzende Initialriten vollzogen, ohne dass es bei dem Verletzten zur Schmerzwahrnehmung kommt.

Auch in akut lebensgefährlichen Situationen wird mitunter kaum Schmerz empfunden. Es wäre „unsinnig", wenn das Denken und Fühlen vom Schmerz dominiert wäre, während man gerade in einen Bergspalt gestürzt ist und sich mit letzter Kraft am Felsen festhält.

Es gibt Berichte über schwer verletzte Soldaten im Lazarett, die kaum über Schmerzen klagten, sondern froh waren, mit dem Leben davon gekommen zu sein. Schmerz wird dann einfach nicht wahrgenommen, er wird nebensächlich oder sogar mit etwas Positivem verknüpft.

Schmerz wird also ganz unterschiedlich bewertet, abhängig von der erlebten Situation und Erwartung. Ebenso individuell verschieden ist die Schmerztoleranz. Kein Mensch erlebt wie ein anderer seine Schmerzen.

Jeder hat eine Biografie, eine Lerngeschichte zum Schmerz. Schon ein Kind macht schmerzhafte Erfahrungen und nimmt früh wahr, wie seine Umwelt darauf reagiert. Es lernt dabei, wie es mit Schmerzen umgehen soll und auch, welche angenehmen Seiten Krankheiten und Schmerzen mit sich bringen können: Es erhält Trost und Zuwendung, oder aber Anforderungen werden vermieden.

Individuelle Lerngeschichte zum Schmerz

> ❯ Positiv erlebte Effekte wirken aber leider (unbewusst) verstärkend auf Schmerzen!

Die Biografie eines Schmerzpatienten weist sehr häufig besonders belastende Lebensereignisse auf – entweder aktuell oder in der Vergangenheit. Inwieweit diese eine schmerzverstärkende Wirkung entfalten, müsste dringend vorher geklärt bzw. gelöst werden. Ob dies z. B. mithilfe Ihres Arztes oder

Therapeuten geschieht, entscheiden Sie selbst. Sinnvoll ist eine Lösung auf jeden Fall, denn sie macht den Weg frei für eine effektive Schmerzbewältigung.

Das Schmerzsystem

Schmerz als sinnvolles Schadenfrühwarnsystem

Schmerz ist im Grunde kein Gegner des Menschen, sondern ein sinnvolles, lebenserhaltendes Schadenfrühwarnsystem. Ohne Schmerz würden wir wahrscheinlich sterben. Er warnt z. B. vor Verletzungsgefahr, macht aufmerksam auf Gewebeschädigung und auf Über- oder Fehlbeanspruchung des Organismus. Schmerz weist dann auf eine notwendige Verhaltensänderung hin. Diesen Aspekt vergessen die meisten Schmerzbetroffenen.

Meldung nur bei Drohen von Gefahr

Das schmerzverarbeitende System kann mit einem Meldesystem verglichen werden. Reize bzw. potenzielle Schmerzauslöser – z. B. durch Schädigung mechanischer, thermischer oder chemischer Art – wirken auf den Organismus. Dadurch werden bestimmte Nervenfasern im Gewebe gereizt. Diese Schmerzmelder heißen Nozizeptoren und sitzen in Haut, Organen, Nervenwurzeln und Muskeln. Sie reagieren auf den Reiz und leiten (bzw. hemmen) Impulse in Form von chemischen Botenstoffen und elektrischen Signalen über dafür vorgesehene Nervenbahnen zum zentralen Nervensystem (ZNS), das aus Rückenmark und Gehirn besteht. In deren einzelnen Schaltzentralen werden die Signale aufgenommen und verarbeitet. Erst wenn eine gewisse Reizschwelle überschritten wird bzw. wenn hemmende Faktoren ausgeschaltet oder überwunden werden, wird dort eine Erregung ausgelöst und zum Gehirn weitergeleitet. Es erfolgt dann eine sehr schnelle Reaktion als Antwort auf die übermittelte Botschaft (z. B.: „Finger weg von der heißen Herdplatte!"). Gleichzeitig wird die Nachricht einer beginnenden Körperschädigung („Gefahr für den Körper!") an das Gehirn weitergeleitet. Erst im Gehirn werden die eintreffenden Impulse ggf. als Schmerz identifiziert!

Die meisten Schmerzreize werden normalerweise „weggehemmt"

Der Schmerz tritt dem Menschen allerdings nur dann ins Bewusstsein, wenn er vom Gehirn als „gefährlich genug" eingestuft wird. Ansonsten verpufft die Nachricht, d. h. sie wird nicht bewusst wahrgenommen. Immerhin 98 % (!) aller weitergeleiteten Impulse, die eigentlich Schmerzen melden könnten, werden vom körpereigenen Schmerzhemmsystem auf diese Weise „weggehemmt", dringen also nicht als Schmerzwahrnehmung in das Bewusstsein. Einfach weil das System sie nicht als gefährlich oder bedeutsam bewertet hat. Jedoch ist die Beurteilung nach Bedrohlichkeit für den Organismus keineswegs objektiv, sie ist vielmehr stark abhängig von psychologischen Faktoren: der augenblicklichen Stimmungslage des Menschen, dem Grad an Aufmerksamkeit bzw. Ablenkung oder von körperlicher Aktivität – und vor allem von den Erfahrungen, die man bisher mit Schmerz gemacht hat!

Das zentrale Nervensystem kann also Weiterleitungen von Reizen bzw. Informationen durch bestimmte Nervenbotenstoffe (Neurotransmitter) dämpfen und damit eine Schmerzwahrnehmung im Gehirn hemmen. Man „fühlt" dann keinen Schmerz. Das bedeutet aber auch, dass beim Ausfall der Schmerzhemmung Schmerzen erlebt werden. Das Schmerzwahrnehmungssystem kann darüber hinaus übererregt sein oder sogar dauerhaft überempfindlich reagieren. Dann können selbst kleine Reize, die per se unschädlich sind, die man sonst also kaum bemerken würde, hochschmerzhaft sein.

Schmerzen setzen das gesamte Nervensystem in Alarmbereitschaft, ein *körperlicher* Schmerz kann von einem *emotionalen* Schmerz kaum getrennt betrachtet werden; weil nämlich tatsächlich individuell gleiche (!) Hirnzentren in Aktion treten und beiderlei Schmerzverarbeitungen im Gehirn ähnlich verlaufen. Und sie verstärken sich gegenseitig. Man kann also davon ausgehen, dass durch Erregung letzterer (z. B. durch Stress, negative Erfahrungen oder Angst vor Schmerzen) die Erregungsbereitschaft der körperlichen Schmerzbahnen ebenfalls erhöht wird. Emotionale Erregung erhöht also die Schmerzwahrnehmung. Dabei ist es unerheblich, ob es sich um alte, ungelöste oder gegenwärtig erklärbare Emotionen handelt: Je gestresster man sich fühlt, desto mehr Schmerz empfindet man tatsächlich. Und je mehr Schmerz, desto größer wird der Stressfaktor – ein Teufelskreis …

Körperliche und emotionale Schmerzen sind kaum zu trennen

Chronisch gewordener Schmerz und seine Ursachen

Von akutem Schmerz ist dann die Rede, wenn der Organismus auf eine (drohende) Gewebeschädigung mit der dazu passenden Schmerzwahrnehmung reagiert; mit Ausheilung der Schädigung verliert sich dann der Schmerz.

Chronischer Schmerz ist mehr als die Fortsetzung von akuten Schmerzen

Von chronischen Schmerzen spricht man dagegen, wenn Schmerz z. B. trotz erfolgter organischer Heilung länger als sechs Monate andauert und zu Leiden bzw. Beeinträchtigungen führt.

Die Ursprünge chronischer Schmerzen können vielfältig sein, oft lässt sich gar keine eindeutige Ursache (mehr) finden, oder die subjektive Symptomatik des empfundenen Schmerzes und die organischen Befunde zeigen kaum Übereinstimmung.

Oft keine eindeutige Ursache (mehr) für den Schmerz

Die Erkenntnis der Schmerzforschung in den letzten Jahren ist, dass Schmerz sich verselbstständigen kann. Wenn überhaupt kein Zusammenhang mehr zwischen Schmerz und organischer Schädigung zu finden ist und der Schmerz bleibt, spricht man auch von einer eigenständigen Schmerzerkrankung.

Aus einer Gewebeschädigung mit akuten Schmerzen kann also chronischer Schmerz werden, wenn die einst körperliche Ursache (z. B. Wunde, Bandscheibenvorfall) beseitigt, das Gewebe verheilt ist, der Schmerz aber dauerhaft bleibt oder immer wieder auftritt.

Nervenzellen verändern sich

Dann werden durch die Schmerz-Nervenrezeptoren im Körper weiterhin entsprechende Impulse an das zentrale Nervensystem (Rückenmark und Gehirn) gemeldet. Dort werden dann als Antwort immer mehr Schmerzbotenstoffe an den Schmerzort ausgeschüttet. Wenn derselbe Reiz immer wieder gesendet wird, reagieren auch die Nervenzellen mit der Zeit immer stärker. Sie werden übertrieben sensibilisiert und feuern auch unkontrolliert ihre Signale ans Gehirn. Dieser Ablauf ist vergleichbar einer Allergie mit einer immer stärkeren Sensibilisierung auf bestimmte Stoffe.

Durch die ständige Reizung verändert sich auch die Nervenzelle selbst, ihr biochemischer Stoffwechsel sowie ihre Struktur. Sie wird dann mehr und mehr durchlässig für die entsprechenden Botenstoffe und reagiert immer stärker. Das verstärkt noch einmal die Schmerzspirale.

Die Signale der Schmerzrezeptoren werden zu bestimmten Zentren des Gehirns geführt. Diese melden als Reaktion immer stärkeres Unwohlsein und Stimmungsabfall. Hormonelle „Schmerzhemmstoffe" und körpereigene Opiate, die eigentlich die Schmerzwahrnehmung hemmen und die eigene Stimmung verbessern könnten, nehmen dadurch ab, mit der Folge, dass Schmerz ungebremster wahrgenommen wird. Man reagiert also immer empfindlicher auf neue Schmerzreize.

Falschmeldungen

Die Veränderungen an den Nervenzellen des Rückenmarks können derart stark sein, dass es sogar zu Fehlinformationen infolge von „Kurzschlüssen" zwischen zwei Neuronen kommt, die eigentlich unterschiedliche Informationen (z. B. Bewegung und Schmerzimpulse eines sensiblen Nervs) weiterleiten. So kann eine einfache Bewegung an ein „Schmerzsignal" gekoppelt werden. Der Körper meldet dann fälschlicherweise: „Die Bewegung schmerzt."

Schmerzgedächtnis

Immer wiederholte, verselbstständigte Schmerzsignale hinterlassen irgendwann im Gehirn Gedächtnisspuren, so genannte Engramme. Das sind recht feste Verknüpfungen von Nervenfasern, die eine stabile Erinnerung an Schmerz erzielen, etwa so, wie ein Muskel durch häufiges Üben trainiert wird oder auch eine schlechte Angewohnheit durch häufiges Wiederholen fast nicht mehr abzugewöhnen ist. Es hat sich ein Schmerzgedächtnis gebildet, das Nervensystem hat Schmerz quasi gelernt. Je ähnlicher die Auslösesituationen sind – sie müssen nicht einmal gleich sein – desto schneller wird an Schmerz erinnert.

So lässt sich auch das Phänomen des so genannten Phantomschmerzes erklären: Gliedmaßen, die amputiert wurden, können weiter schmerzen, weil sie im Gedächtnis weiter repräsentiert sind.

Was den Prozess weiter verschärft, ist, dass Schmerzen regelrecht Areale im Gehirn verdrängen können, die eigentlich für andere Körperregionen oder -funktionen zuständig sind, z. B. für Bewegung oder Berührung. Statt Berührung wird dann Schmerz empfunden. Dauerhafte Schmerzen verändern also auch die Körperwahrnehmung. **Veränderte Körperwahrnehmung**

Auch wenn Schmerz am Körper gespürt wird, „produziert" wird er im Gehirn bzw. im zentralen Nervensystem. Schmerzen entsprechen also nicht notwendigerweise den Schäden im Gewebe, sondern den Spuren im Gedächtnis. Das ist wichtig für Schmerzpatienten. Damit kann die Sorge, dass z. B. schmerzhafte Bewegungen ein Hinweis auf neue Verletzungen sein müssen, relativiert werden.

Man geht heute davon aus, dass wir im zentralen Nervensystem eine Art Tor (als Metapher) besitzen. Das kann sich öffnen, um bestimmte Reize passieren zu lassen, wenn das Gehirn sie als bedeutsam interpretiert. Oder es bleibt geschlossen, dann werden die Signale blockiert. Wenn wir z. B. sehr verspannt oder ängstlich sind oder Gefühle unterdrücken, wird sich das Tor eher öffnen. Wenn wir entspannt, abgelenkt oder optimistisch gestimmt sind, wird es sich eher schließen, und Schmerz wird weniger wahrgenommen. Erfahrungen, Stimmungen und Emotionen beeinflussen entscheidend die Schmerzwahrnehmung. **Schmerzwahrnehmung entsteht erst im Gehirn!**

Da wir Schmerz als unangenehm empfinden, entwickeln wir Angst und Ablehnung vor ihm; bei begleitenden negativen Emotionen sinkt die Stimmung, auch wenn die Gefühle unterdrückt werden. Die darauf folgende innere Abwehr erzeugt innere Anspannung. Parallel dazu entstehen auf körperlicher Ebene mehr oder weniger starke Muskelverspannungen. Dann stellt sich erst recht der befürchtete Schmerz ein. Diese Kettenreaktionen spielen bei der Schmerzentstehung und der Aufrechterhaltung von chronischen Schmerzen eine erhebliche Rolle. **Kein Schmerz ohne Muskelanspannung und vegetative Reaktionen**

Inzwischen sind sich die Schmerzforscher einig darin, dass chronischer Schmerz ein hochkomplexer Prozess ist, dem immer ein biologisch-psychosoziales Wechselspiel zugrunde liegt, dessen Komponenten sich gegenseitig verstärken oder hemmen.

Körperlich bedingte Ursachen chronischer Schmerzen

Durch welche körperlichen Faktoren werden Schmerzen eher verstärkt, und was können wir auf körperlicher Ebene dagegen tun?

Eine wesentliche Ursache für dauerhafte Schmerzen ist:

Folgen von Bewegungsmangel

Bewegungsmangel   Der menschliche Körper ist auf Bewegung ausgerichtet. Unser Alltag sieht leider oft anders aus: Wir sitzen zu viel und bewegen uns zu wenig. Die moderne Lebensweise ist eine Hauptursache für dauerhafte Muskel- oder Gelenkschmerzen im Haltungs- und Bewegungsapparat.

Zu wenig Bewegung wirkt sich auf den gesamten Körper aus. Folgen sind z. B. Kraft- und Koordinationsverlust der Muskulatur, dadurch eine Fehlnutzung von Gelenken, eine verminderte Durchblutung des gesamten Organismus bis hin zu Stoffwechselveränderungen, Muskelverspannungen und Spannungsdysbalancen des Muskel-Band-Apparates.

Umgekehrt bedeutet das aber auch, dass beinahe jedes Schmerzerleben durch Bewegung positiv zu beeinflussen ist!

Schmerzpatienten zeigen in der Regel ein mangelndes Bewegungsverhalten, dies entweder ursprünglich – z. B. wegen vorwiegend sitzender Berufstätigkeit – und/oder als Folge ihrer Schmerzen im Sinne einer Bewegungsvermeidung. Noch weniger Bewegung führt jedoch zu weiteren negativen Konsequenzen für Muskeln, Faszien und Gelenke – und zum Abbau der körperlichen Kondition. Man fühlt sich weniger wohl, frühzeitig gestresst, die Schmerzempfindlichkeit steigt an – wodurch Aktivität und Bewegung noch mehr gemieden werden

> ❯ Als Faustformel gilt: eine halbe Stunde täglich (!) sportliche Bewegung ist ein Muss.

Weitere körperlich bedingte Ursachen für chronischen Schmerz sind:

Folgen einseitiger Belastung

Fehlhaltungen und einseitig belastende Tätigkeiten   Gerade dauerhaft einseitige Tätigkeiten bzw. Körperhaltungen führen oft zu Fehlbelastungen von Muskeln und Gelenken. Folgen können Gelenkblockierungen, Muskelverspannungen und -verkürzungen bis hin zu Verschleiß in den Gelenken sowie Bandscheibenschäden sein.

Die meisten heutigen Berufe gehen mit einseitigen körperlichen Tätigkeiten einher, die dann stundenlange Fehlhaltungen zur Folge haben. Menschen mit Schmerzen nehmen häufig Schonhaltungen ein oder neigen zu einseitigen Muskelverspannungen, die auf Dauer wie Fehlhaltungen wirken, weil sie die gesamte Körperstatik verändern (❏ Abb. 1).

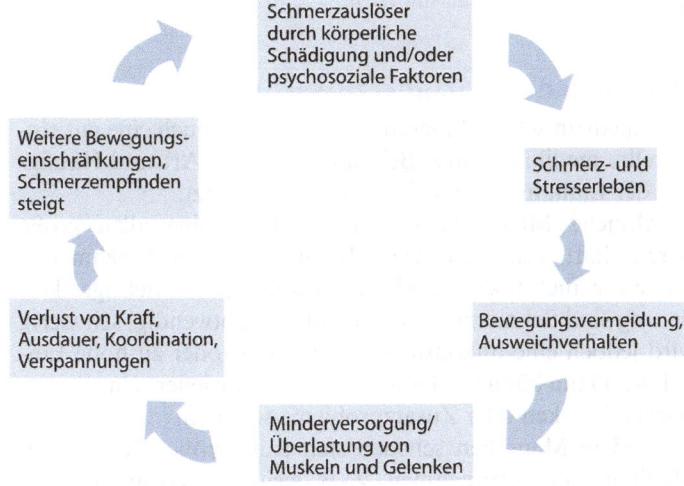

Schmerzauslöser durch körperliche Schädigung und/oder psychosoziale Faktoren

Schmerz- und Stresserleben

Weitere Bewegungs-einschränkungen, Schmerzempfinden steigt

Bewegungsvermeidung, Ausweichverhalten

Verlust von Kraft, Ausdauer, Koordination, Verspannungen

Minderversorgung/ Überlastung von Muskeln und Gelenken

Abb. 1 Der Schmerzkreislauf auf körperlicher Ebene

> Oft lässt sich jedoch die Ergonomie durch wenige Veränderungen des Arbeitsplatzes erheblich verbessern!

Für chronischen Schmerz verantwortlich sein können schließlich auch:

Ungünstige Lebensweisen und deren Folgen Neben Übergewicht und/oder unausgewogener Ernährung sowie verschiedenen Süchten sind vor allem ein gestörter Schlafrhythmus bzw. zu wenig Schlaf eine Belastung für den Organismus. Fast alle Schmerzleidenden haben ein Problem mit dem Ein- oder Durchschlafen – meist auch schon vor Beginn der chronischen Schmerzen. Was dann was bedingt, lässt sich irgendwann nicht mehr sagen. Dem folgt häufig ein Zuwenig an Entspannung oder eine Unausgewogenheit zwischen Anstrengung und Erholung – ein weiterer Nährboden für mehr Schmerz.

Weitere Ursachen

Andauernder Schmerz führt andererseits sehr häufig zu Schlafstörungen. Wer zu wenig Schlaf bekommt, fühlt sich am nächsten Morgen wie gerädert und noch schmerzempfindlicher.

Schmerzpatienten zeigen häufig ein fehlendes Körpergefühl dafür, wann sie eine Erholungspause und Entspannung bräuchten. Besonders in schmerzarmen Phasen möchten sie besonders leistungsstark sein, übergehen Grenzen und setzen sich dann unter Druck.

Gerade Entspannungszeiten aber lassen Stresshormone, die das Schmerzempfinden ankurbeln, wieder absinken, wirken also schmerzlösend und letztendlich auch leistungsstärkend.

> ❯ Entspannungsphasen und Pausen sind also keine verlorene Zeit!

Medikamentöse Schmerzursachen

Eine medizinische Schmerztherapie umfasst auch eine gut eingestellte medikamentöse Behandlung. Über Art und Häufigkeit der Einnahme berät der behandelnde Arzt.

Zu viele Medikamente

Manche Menschen zeigen allerdings eine allzu große Bereitschaft, schmerzlösende Medikamente einzunehmen – und zwar auch über die Absprachen hinaus. In richtiger Dosierung sind Schmerzmittel sinnvoll und notwendig; schwierig wird jedoch eine unkontrollierte, zu lange oder zu hohe Einnahme. Dann können Medikamente selbst wieder schmerzverstärkend wirken oder Zusatzprobleme schaffen.

Andere Menschen scheuen sich trotz großer Schmerzen, Medikamente einzunehmen, z. B. weil sie Nebenwirkungen befürchten. Sie greifen nur im äußersten Notfall darauf zurück. Werden Medikamente aber immer erst dann genommen, wenn die Schmerzen sehr stark sind, so führt dies durch die anschließende Schmerzfreiheit im Körper zu einem „Belohnungseffekt" im Gehirn. Richtig wäre hingegen eine adäquate Einnahme der Schmerzmedikation, dabei berät am besten der betreuende Arzt.

Zu wenige Medikamente

Auch wenn durch die medikamentös erreichte spontane Schmerzlinderung eine gesteigerte Leistungsbereitschaft erlebt wird, kann das als angenehm empfunden werden. Eine übertriebene Leistungssteigerung jedoch mündet schließlich in einer Überforderung! Beides setzt einen negativen Lerneffekt in Gang, auf Dauer werden Schmerzen dadurch indirekt verstärkt.

Medikamente zur Schmerzlinderung können also durch falsche Einnahme zur Chronifizierung der Schmerzen beitragen!

> ❯ Eine medikamentöse Schmerztherapie gehört unbedingt in die Hände eines erfahrenen Arztes!

Psychische Schmerzverstärker

Fixierung der Aufmerksamkeit auf den Schmerz

Schmerzen lösen neben physischen auch psychischen Stress aus: Schmerz wird in der Regel von unangenehmen Gefühlen begleitet. Wer ständig unter Schmerzen leidet, verändert zwangsläufig seine Stimmung, seine Gedanken und sein Verhalten. Durch andauernden Schmerz verändert sich die Wahrnehmung, sie wird regelrecht auf den Schmerz fixiert. Gedanken und Gefühle von Bedrohung, Hilflosigkeit oder auch ohnmächtiger Wut kommen hinzu. Oft ist der Betroffene niedergeschlagen, da er seine körperliche und geistige Unversehrtheit eingebüßt hat (◘ Abb. 2).

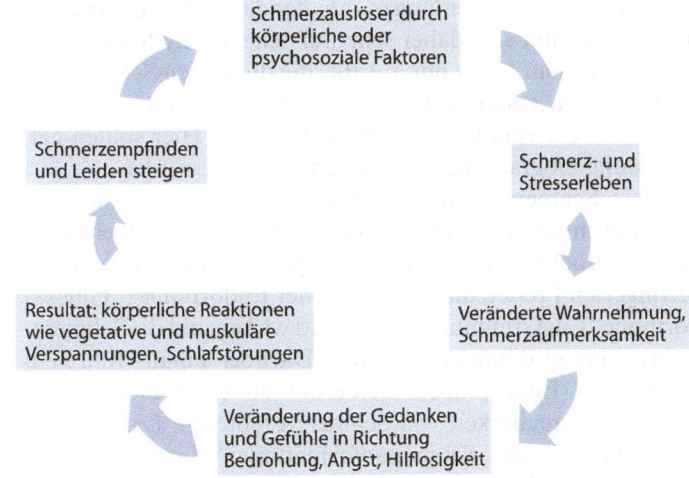

Abb. 2   Der Schmerzkreislauf auf psychischer Ebene

Solche Emotionen, auch wenn sie unterdrückt und kaum wahrgenommen werden, führen zu erhöhten körperlichen Stressreaktionen wie vegetative Erregung und muskuläre Verspannungen. Bewegungsvermeidung, Schonhaltungen, Schlafstörungen, Angst und Gereiztheit sind die Folge und verschlimmern ihrerseits den Schmerz.

Die Chronifizierung von Schmerzen wird außerdem durch weitere psychologische Risikofaktoren gefördert:

▪ Dauerhafter Stress

Bei Anstrengung und Stress schaltet der Körper auf „Aktivität" und reagiert mit erhöhter Muskelanspannung. Dauerhaft angespannte Muskeln verursachen Muskelverspannungen und somit letztlich Schmerzen.

Wer einen hohen bzw. dauerhaften Stresspegel erlebt, etwa infolge permanenter Alltagsbelastung (wie mangelnde Arbeitszufriedenheit, Konflikte in der Familie und/oder am Arbeitsplatz, fehlende soziale Unterstützung, Zeitdruck) oder durch ein schwieriges Lebensereignis, das noch verarbeitet werden muss (wie Tod, Trennung, Trauma etc.), steht unter Dauerdruck. Entsprechend gering sind oft die Erholungszeiten Die meisten Betroffenen berichten, dass sie bei großer alltäglicher Belastung stärker leiden und sich seltener etwas Gutes tun.

Negativ erlebter Dauerstress erhöht – insbesondere, wenn er nicht genügend ausgeglichen wird – die Schmerzwahrnehmung.

Dauerdruck

▪ Niedergedrückte Stimmung

Wer häufig zu einer ängstlichen, bedrückten bis pessimistischen Stimmungslage neigt, unter Langeweile oder Einsamkeitsgefühlen leidet, senkt seine Schmerzschwelle. Man emp-

Pessimistische Stimmungslage

findet Schmerzen unter länger anhaltendem Unwohlsein dann stärker. Es lohnt sich daher sehr, auf seine innere Stimmungslage zu schauen. Nicht nur auf die, die durch den Schmerz bedingt auftritt, sondern besonders auf die, die uns „immer", quasi als Lebenshintergrundmusik begleitet. Hier sollten ggf. die (häufig biografischen) Ursachen erforscht werden

Glückshormone fehlen

Dass Schmerzen sich dabei verstärken, dafür sind Veränderungen im Nervenbotenstoffsystem verantwortlich. Eine niedergedrückte Stimmungslage geht einher mit einer verringerten Freisetzung körpereigener Endorphine („Glückshormone"), die stimmungsaufhellend wirken und die Schmerzwahrnehmung dämpfen könnten. Darüber hinaus führt ein Mangel an Endorphinen wiederum zu einer biochemisch leichteren Erregbarkeit von Schmerzrezeptoren. Das sind die Nervenenden, die „Schmerzinformationen" im Organismus aufnehmen und weiterleiten. Die Folge ist also, dass eine gedrückte Stimmung tatsächlich die Schmerzempfindlichkeit erhöht.

■ **Schmerzerwartungsangst oder „Durchhalten"**

Katastrophisieren

Ungünstige Formen der individuellen Schmerzbewältigung verschlimmern ihrerseits die Schmerzen. Chronischer Schmerz hat immer eine Befürchtungskomponente, macht Angst vor weiteren Schmerzen. Das kann sich steigern bis zu Katastrophengedanken: Es gibt vielleicht doch eine bedrohliche Ursache für den Schmerz; er ist nicht zu kontrollieren, ich bin ihm hilflos ausgeliefert, ich sorge mich um meine Zukunft etc.

So kann der Schmerz eine ungesunde Allianz mit Gefühlen wie Angst, Hilflosigkeit und regelrechter Panik eingehen.

Man versucht dann alles zu vermeiden, was weitere Schmerzen auslösen könnte. Das macht verkrampft und löst weitere körperliche wie psychische Stressreaktionen aus.

Schmerzunterdrückung

Oder man versucht um jeden Preis, die Angst vor Schmerz zu unterdrücken und Schmerzen zu ignorieren. Aktivitäten werden dann trotz starker Schmerzen erhöht, das kann zu Überforderung führen.

Beide Einstellungen sind verständlich, aber in ihrer Extremform ungeeignete Bewältigungsversuche. Vermeidung jeglicher Belastung ebenso wie absolutes Durchhalten „um jeden Preis" begünstigt langfristig den chronischen Schmerz.

Aktive Schmerzbewältigung

Wer hingegen einen Weg findet, trotz seiner Schmerzen seelisch stabil zu bleiben, durch Selbstfürsorge statt ängstlicher Fixiertheit auf seinen Schmerz positiv Einfluss zu nehmen, fühlt sich in der Lage, seinen Schmerz und damit sein Leben zu bewältigen. Das wiederum erhöht die Schmerztoleranz und reduziert den Leidensdruck.

Bei lang anhaltenden Schmerzen gewinnen mit der Zeit in der Tat psychische Komponenten der Schmerzverarbeitung an Bedeutung, sodass dann ein Mischbild von psychosomatischen Anteilen vorliegt. Das sollte mit dem Arzt oder Therapeuten besprochen werden.

Darüber hinaus gibt es noch weitere psychologische Verstärkermechanismen, die – meist ungewollt – Schmerzen induzieren oder aufrechterhalten.

■ Schmerz schafft Zuwendung

Wenn die Umwelt, z. B. der Partner, dann besonders mitfühlend oder aufmerksam Ihnen gegenüber ist, wenn Sie Schmerzen zeigen (da kann schon eine Geste oder die Mimik, die auf Schmerzen hinweist, ausreichend sein), wird das im Gehirn unbewusst als Belohnung für das Schmerzverhalten registriert.

Dem Schmerzgedächtnis dient dies leider als Verstärkung.

Zuwendung als Belohnung

■ Schmerz ermöglicht Rückzug und Schonung

Erst wenn der Schmerz zu stark wird, erlauben wir uns eine Ruhepause oder ein Nein-Sagen. Wer krank ist und Schmerzen hat, braucht Schonung und kann verschiedene Aufgaben nicht übernehmen. Ruhe und In-Ruhe-gelassen-werden wird als angenehm erlebt. Auch das registriert das Gehirn als Belohnung und kann mit Schmerzen antworten, wenn „alles zu viel wird".

Rückzug kann dermaßen zur Vermeidung von Bewegungsaufgaben und sozialen Aktivitäten führen, dass es zu dem oben beschriebenen Teufelskreis kommt: Je mehr Schonung, desto geringer die Aktivität, desto verspannter, untrainierter der Körper mit seinen Muskeln, die dann noch schneller schmerzen …

Aber auch das gegenteilige Extrem, sich an schmerzarmen Tagen bis über die Leistungsgrenze hinaus zu verausgaben, stärkt langfristig die Schmerzentwicklung.

Schonung als Belohnung

■ Schmerz als Begleitsymptom

Körperschmerz kann natürlich auch Ausdruck von vergangenem – meist unbewusstem und verdrängtem – seelischem Schmerz wie z. B. Trauer, Wut oder Enttäuschung sein. Und er kann verstärkt auftreten, wenn eine Depression, Angst, Traumafolge- oder Zwangsstörung zugrunde liegt. Schätzungen besagen, dass zwischen 30–60 % der chronischen Schmerzpatienten gleichzeitig unter einer Depression oder Angststörung leiden. Hier muss ein erfahrener Arzt oder Psychotherapeut die Diagnose stellen!

Seelisch bedingter Schmerz ist genauso real wie andere Schmerzen. Trotzdem sind Patienten immer wieder froh, wenn der Arzt doch eine organische Ursache findet – auch wenn sich die Therapie dadurch gar nicht ändert.

Körperschmerz als Ausdruck seelischer Schmerzen

Wie funktioniert Schmerz-
bewältigung?

Was also ist zu tun? Wie können die genannten Risikofaktoren minimiert, wie kann Schmerz mit seinen verschie-
densten Ursachen kontrolliert und bewältigt werden?

Kurz: Wie funktioniert Schmerzbewältigung, und wie kann
sie geübt werden?

Teil II: Übungen und Techniken zur Schmerzbewältigung

Inhaltsverzeichnis

Anwendungshinweise – 31

Das Schmerzprotokoll – 33

Veränderung von Denken, Bewertung und Einstellung – 37
Übung 1: Entkopplung von Körper und Emotionen – 37
Übung 2: Gedankenstopptechnik – 39
Übung 3: Umlenkung der Aufmerksamkeit – 43
Übung 4: Schmerz als ein Gegenüber – 44
Übung 5: Perspektivenwechsel – 45
Übung 6: Affirmationen – formelhafte Vorsätze – 47
Übung 7: Kognitive Umbewertung – das ABC-Modell der Emotionen – 48

Veränderung des inneren Erlebens – Körperwahrnehmung – 54
Übung 8: Schulung der Achtsamkeit und der Innenwahrnehmung – 54
Übung 9: Genusstraining – 56
Übung 10: Achtsames Fokussieren – das Wissen des Körpers erleben – 57
Übung 11: Körperantworten – 61
Übung 12: Gefühl hinter dem Schmerz – 62

Ruhe- und Entspannungstechniken – 63
Die Wirkungsweisen von Entspannungsverfahren – 65
Was bei der praktischen Anwendung zu beachten ist – 66
Übung: Einleitung der Entspannung – 68

J. Richter, Schmerzen verlernen, https://doi.org/10.1007/978-3-662-70125-6_4

Progressive Muskelentspannung (PME)
nach Jacobson – 69
Anwendungstipps zur PME – 70
Übung 13: Progressive Muskelentspannung – Langform – 71
Übung 14: Progressive Muskelentspannung – Kurzform – 74
Übung 15: Konzentrative Entspannung – 78
Übung 16: Entspannung durch Klopfakupressur – 80
Übung 17: Entspannung durch Augenbewegungen – 82
Übung 18: Entspannung durch Schmerztoleranz – 83
Entspannung durch Körperachtsamkeit und Sinneswahrnehmung – 84
Übung 19: Körperwanderung – 85
Übung 20: Der gute Ort – 86
Übung 21: Sinneskanäle – 87
Übung 22: Der Apfel – 89
Übung 23: Berührungspunkte – 90
Entspannung durch Atmung – 91
Übung 24: Atemwahrnehmung – 91
Übung 25: Spezielle Atemtechniken – 92
Entspannung durch Fantasiereisen – 96
Übung 26: Am Strand – 96
Übung 27: Wasserfall – 97

Selbsthypnose – Tiefenentspannung – 99
Übung 28: Selbsthypnose – 101
Module: Imaginationen/Suggestionen – 105
Übung 29: Schmerzgestalt – 105
Übung 30: Modulation der Schmerzgestalt – 107
Übung 31: Handschuhanästhesie – 108
Übung 32: Schmerzverschiebung – 110
Übung 33: Schmerzintensivierung – 111

Schmerzmodulation durch mentale Steuerung – 112
Biofeedback – ich kann den Erfolg sehen … – 113
Übung 34: Schmerzfeedback – 114
Übung 35: Mentales Bewegungstraining – 114

Sollten sich dennoch Unsicherheiten ergeben, besprechen Sie die Übungen mit Ihrem Arzt oder Therapeuten.

Anwendungshinweise

Am effektivsten ist es, wenn Sie die Kapitel zunächst kurz überfliegen, um erst einmal eine Übersicht zu gewinnen. Suchen Sie sich dann eine Übung aus, die Sie besonders anspricht, und lesen Sie den Text dazu vor der Anwendung noch einmal gründlich durch. Probieren Sie pro Woche nur 2–3 verschiedene Methoden aus, und lassen Sie sich so konzentriert wie möglich darauf ein. Es nutzt wenig, wenn alle Übungen nur kurz angerissen oder nicht lange genug durchgehalten werden.

Dieser Weg erscheint anfangs umständlich oder mühselig, verspricht aber umso mehr Erfolg. Vielleicht erscheint Ihnen auch die Anzahl der Übungen als zu hoch. Erfahrungsgemäß entscheidet man sich mit der Zeit jedoch für 4–5 „Lieblingsübungen", auf die man sich dann konzentriert.

Für alle Übungen gilt:

— Bei den meisten Übungen reichen 10–15 min tägliche Übungszeit aus.

— Jede Übung 3-mal täglich durchzuführen wäre sehr effektiv.

— Regelmäßiges Üben beschleunigt den Erfolg, unregelmäßiges Üben verlangsamt ihn.

— Wer nur sehr selten üben kann, sollte diese Zeit besser anders verplanen, denn unregelmäßig angewandte Übungen erbringen kaum gute Ergebnisse.

Alles was Sie brauchen:

— etwa 10 min Zeit, täglich 1- bis 3-mal zu günstigen Zeiten,

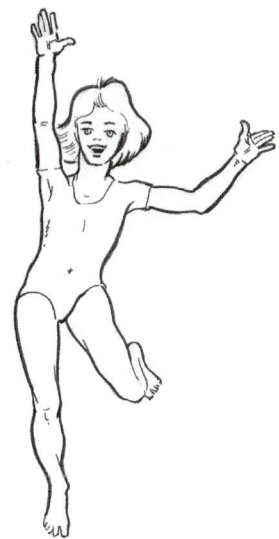

Pro Woche nur 2–3 verschiedene Übungen ausprobieren

Regelmäßiges Üben beschleunigt den Erfolg

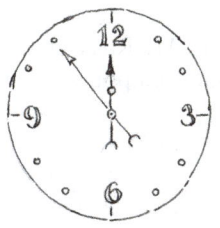

— Papier und Stift,

— einen ruhigen, angenehmen Platz,

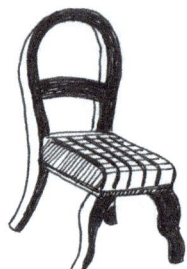

— Freude oder Motivation zum Üben,

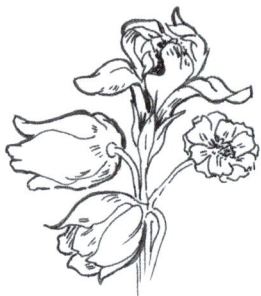

— Selbstwahrnehmung und innere Achtsamkeit.

Am Ende einer Woche lohnt es sich, eine Art Rückschau zu halten und dann Bilanz zu ziehen: Was hat geklappt, was nicht so gut? Was muss ich noch verändern?

Das neu Gelernte ist noch schutzbedürftig

❯ Bedenken Sie auch, dass alles neu Gelernte einem „jungen Pflänzchen" gleicht, das in gewisser Weise geschützt werden will. Oft will der kritische Verstand das Neue noch nicht akzeptieren und arbeitet womöglich dagegen. Das macht sich in inneren Sätzen bemerkbar wie „Das bleibt nicht so gut, … das kann gar nicht klappen, … vielleicht ist es die Mühe nicht wert …". Nehmen Sie die kritische Stimme freundlich wahr – vielleicht will sie Sie vor Enttäuschungen schützen – und bitten Sie sie dann geduldig zur Seite …

Das Schmerzprotokoll

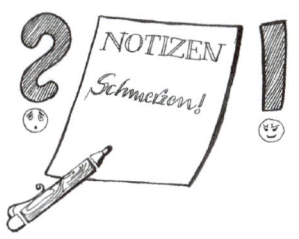

Vor jeder Arbeit mit dem Schmerz steht eine Schmerzanalyse, um zu erfassen, wann, wie stark, durch welche Auslöser
etc. Schmerzen überhaupt auftreten. Ziel ist eine sachliche
Bestandsaufnahme, nicht eine ängstliche Fixierung auf den
Schmerz! Am besten, man nimmt Schmerz so gelassen wie
möglich zur Kenntnis und dokumentiert ihn mehrmals täglich.

Anfangs sollten ganz kurze Zeitintervalle gewählt werden,
z. B. ein Stundenrhythmus, um den Schmerz und die Befindlichkeit wahrzunehmen. Später, etwa nach 2 Wochen, können
die Intervalle vergrößert werden auf 3-mal tägliche Dokumen-
tation. Nach etwa 1 Monat werden nur noch die schmerzauslösenden Situationen notiert – oder umgekehrt, notiert werden
die positiven Veränderungen.

Manche Situationen bedingen zunächst eine gewisse
Hemmschwelle gegen eine regelmäßige Protokollierung. Man
sollte sich aber die Mühe machen, die Notizen auch am
Arbeitsplatz, in der Freizeit etc. durchzuführen. Das Wichtigste ist zuallererst, dafür zu sorgen, dass Sie tatsächlich an
die Protokollierung denken, z. B. indem Sie sich einen Wecker
stellen oder den Handyalarm aktivieren. Auch die Übungen
sollten dann unbedingt an feste Tätigkeiten oder Tageszeiten
gekoppelt werden!

Sinn ist eine gründliche (nicht ängstlich fixierte!) Schmerzanalyse: wann, wie und wodurch genau Schmerzen entstehen –
oder eben auch reduziert werden können. Es werden Schmerz-
bedingungen und -veränderungen bewusst gemacht. Die
Wahrnehmung soll wieder ausgeglichener werden. Statt einseitig auf den Schmerz fixiert zu sein, rückt die Aufmerksamkeit
auf Wohlbefinden und wohltuende Übungen in den Vorder-
grund. Bemerken Sie dies, und nehmen Sie sich bewusst die
Zeit, es zu genießen.

> Die Wahrnehmung wird wieder ausgeglichener

Sie können feststellen, dass Sie viel mehr Einfluss und Kontrolle auf Ihre Schmerzen haben, als Ihnen bisher vielleicht
bewusst war.

Analysiert und dokumentiert werden (genauere Erläuterung
in späteren Abschnitten):

> Was ist zu protokollieren?

- die empfundene Schmerzstärke,
- die Schmerzdauer,
- die genaue Lokalisierung und Ausbreitung,
- die Begleitsymptome (z. B. Übelkeit, Schwindel, Muskelverspannungen),
- mögliche Auslöser: Situation, Tätigkeit, Umstände,

- die korrelierende Stimmung/der augenblickliche Gemütszustand,
- die Stärke der Beeinträchtigung durch den Schmerz,
- die eingesetzten Gegenmaßnahmen (z. B. durchgeführte Übungen, sportliche Aktivitäten, Hobbys, Entspannung, Ablenkung; aber auch: gute Gespräche, gelungene Konfliktlösung, Stressquelle minimiert etc.),
- der dadurch erzielte Erfolg im Sinne einer Schmerzbewältigung.

Erstaunlich ist, dass in vielen Fällen schon eine genaue Schmerzbeobachtung zu einer Reduzierung der Beschwerden führt.

Erfolge werden sichtbar

Jede Aufzeichnung hält – im Unterschied zu einer losen Erinnerung – die übungsbedingte Schmerzveränderung fest. Es wird eine konkrete Erfolgsgrundlage geschaffen, der schriftliche Nachweis von Besserung. Das hält die Motivation aufrecht, gerade in Zeiten, in denen das Gefühl aufkommt, auf der Stelle zu treten und kaum Fortschritte zu erzielen – und die werden ganz gewiss kommen!

Zudem kann jeder sich selbst überprüfen, wie regelmäßig er seine Übungen (z. B. Entspannung, Bewegung) durchführt.

Mitunter zeigen sich Zusammenhänge erstaunlich anders als erwartet, wenn Sie über längere Zeit – z. B. 4 Wochen lang – protokolliert werden. Die gefundenen Ergebnisse können dann analysiert und Veränderungsmöglichkeiten gesucht werden.

Fragen wie diese können hilfreich sein:

Protokollauswertung

- Gibt es ein wiederkehrendes Muster pro Tag/pro Woche/pro Ereignis oder durch bestimmte Tätigkeiten?
- Gibt es Wechselwirkungen zwischen Verspannungen und bestimmten Körperhaltungen und Schmerzen?
- Gibt es eine Wechselbeziehung zwischen Schmerz und Verspannung einerseits und Gedanken (Befürchtungen, belastenden Emotionen) andererseits?
- Ist es möglich und sinnvoll, statt schmerzverstärkende Aktivitäten ganz zu vermeiden, sie zu modifizieren?
- Kann ich auch Beschäftigungen finden, die eher eine Schmerzlinderung begünstigen?
- Werden Veränderungen (z. B. Reduzierung der Stressquelle) direkt oder vorsichtig angegangen?
- Oder, wenn Veränderungen im Moment nicht möglich sind, wo ist wenigstens ein entsprechender Ausgleich zu finden (z. B. durch tägliche Entspannungsübungen)?

❯ Es kann nicht stark genug betont werden: Protokollieren Sie
Ihre Ergebnisse schriftlich!

Datum	Uhrzeit	Stärke	Dauer	Lokalisation	Symptome

Auslöser	Stimmung	Beeinträchtigung	Maßnahmen	Erfolg

>> Eine Kopiervorlage für ein Schmerzprotokoll finden
Sie im Serviceteil.

Durchführung   Hier eine genauere Erläuterung der einzelnen
Eintragungen:

■ **Schmerzstärke**

Schmerzen sind sehr subjektiv, werden immer wieder anders
erlebt. Deshalb muss die Schmerzstärke individuell und mehrmals täglich – und zusätzlich zu Beginn und im Anschluss
einer jeden Übung – eingeschätzt werden. Auf einer gedachten
oder tatsächlichen Skala von 0–10 (dabei bedeutet 0 überhaupt keinen spürbaren und 10 den stärksten vorstellbaren
Schmerz) wird der augenblickliche Wert ermittelt.

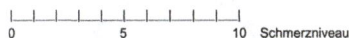

0   5   10   Schmerzniveau

■ **Schmerzdauer**

Wie lange hält der Schmerz bereits an?

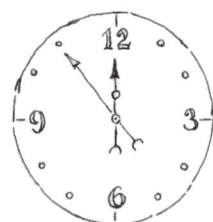

■ **Lokalisation**

Wo genau liegt der Hauptschmerz, wie weit breitet er sich
eventuell aus?
    Gibt es weitere Schmerzzonen, und wo genau liegen sie?

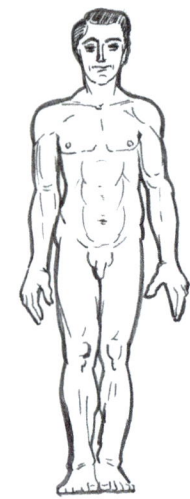

- **Begleitsymptome**

Welche anderen Symptome gehen mit den Schmerzen einher?

Gibt es Veränderungen in Muskelspannung, Atmung, Puls etc.? Wird der Schmerz begleitet von Übelkeit, Schwindel …?

- **Mögliche Auslöser**

In welcher Situation befinden Sie sich gerade? Welche Tätigkeiten, Körperhaltungen oder Umstände sind erkennbar, die mit dem Schmerz einhergehen?

- **Stimmung**

Welche Gedanken, Gefühle und Stimmungen begleiten Sie gerade bzw. sind dem Schmerz vorweggegangen?

Welche Gedanken und Gefühle löst der Schmerz bei Ihnen aus? ☺ ☹

- **Beeinträchtigung**

Wie stark fühlen Sie sich augenblicklich durch den Schmerz beeinträchtigt – z. B. in Ihrer Bewegung, Konzentration etc. – auf einer Skala von 0 (gar nicht) bis 10 (maximal)?

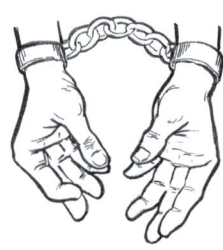

- **Gegenmaßnahmen**

Welche Selbsthilfemöglichkeiten (wie Entspannungsübungen, Bewegung, Pause, Gedankenkontrolle etc.) fallen Ihnen ein und werden von Ihnen eingesetzt?

- **Erfolg**

Wie erfolgreich waren die angewandten Gegenmaßnahmen?

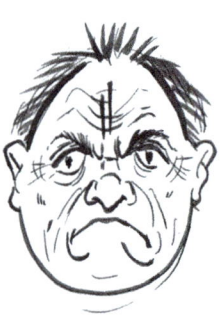
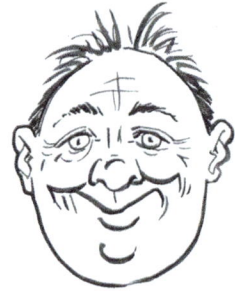

Wie hoch ist jetzt das Schmerzniveau von 0–10 als Konsequenz?

❯ Nach jeder hier angewandten Übung oder am Ende des Tages sollten Sie innehalten und sich fragen: Was hat gut getan, was hat noch nicht so gut funktioniert? Was müsste noch verändert werden?

Veränderung von Denken, Bewertung und Einstellung

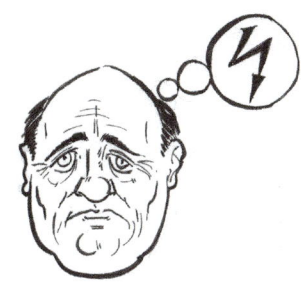

Wie beschrieben, haben belastende, unangenehme Gedanken einen großen Einfluss auf unser Schmerzerleben. Umgekehrt bedeutet das, dass Gelassenheit und angenehme Gedanken schmerzlindernd wirken. Doch was kann man tun, wenn Schmerz quält und von Sorgen begleitet wird? Positive Stimmung passiert nicht einfach durch Wollen oder Anstrengung.

Man wird sich mit dem Schmerz auseinandersetzen müssen.

Die Voraussetzung dafür ist eine nähere Betrachtung des Schmerzes. Viele Menschen denken, dass dieser sich verschlimmert, wenn man ihm Aufmerksamkeit schenkt. Trotz aller Bemühungen scheint es aber so zu sein, dass Versuche von Nicht-an-den-Schmerz-denken-wollen kläglich scheitern und immer übermächtigere Gedanken und Ängste hervor bringen. Nicht die bewusste Aufmerksamkeit auf den Schmerz, sondern das Verdrängen, das Nicht-wahrhaben-wollen erzeugt Gefühle von Hilflosigkeit und schließlich einen ständigen Kampf. Das kostet viel Kraft und bestimmt zunehmend das Denken und Fühlen.

Effizienter ist es, zunächst einmal ganz bewusst seinen Schmerz wahrzunehmen, zu analysieren, um dann nach geeigneten Lösungen zu suchen. Das wirkt in der Regel sehr erleichternd, Gefühle der Hilflosigkeit und des Kontrollverlustes werden reduziert, die Angst vor dem Problem Schmerz verringert sich.

Betrachten Sie Ihren Schmerz genauer

Eine möglichst genaue Analyse soll ungünstige, schmerzverstärkende Gedanken, Bewertungen und Einstellungen identifizieren und aufzeigen, welche Veränderungsmöglichkeiten bestehen.

In den folgenden Übungen werden dazu psychologische Methoden und Möglichkeiten der Auseinandersetzung mit dem Schmerz dargestellt. Sie beziehen Gedanken, Bewertungen und Gefühle mit ein.

Übung 1: Entkopplung von Körper und Emotionen

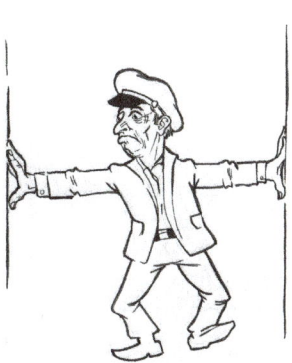

Wenn wir Schmerzen empfinden, erhalten wir einerseits Informationen auf der körperlich-sinnlichen Ebene: Wie fühlt sich der Schmerz körperlich an, wo genau befindet er sich, wie stark ist er zu bemessen, …? Andererseits werden diese Schmerzempfindungen durch eine gedankliche Bewertung „gefärbt" – das geschieht unwillkürlich und unmittelbar. Die zunächst reine Körperempfindung wird somit emotional – der Schmerz ist z. B. unangenehm, unerträglich, beängstigend etc.

Es ist sinnvoll, diese beiden Ebenen eine Zeit lang bewusst zu trennen. Auch wenn das zunächst etwas künstlich erscheint, ist es oft überraschend, wie wenig tatsächlich körperlich empfundener Schmerz da sein kann – die hinzu gekommenen Gefühle von Angst, Bedrohung oder Frustration jedoch machen ihn so leidvoll.

Durchführung   Zu Beginn und nach Beenden der Übung wird eingeschätzt, welchen Wert auf der Schmerzskala der Schmerz jetzt aktuell erreicht.
Die Übung teilt sich in 4 Phasen:

▪ Phase 1: Einwertung

Schmerzstärke bestimmen

Der aktuelle Schmerz wird erspürt und die genaue Schmerzstärke gemäß der Schmerzskala von 0–10 bestimmt: Wie stark ist mein Schmerz jetzt gerade?

▪ Phase 2: Körper beobachten

Beobachtung der körperlichen Empfindungen

Zunächst werden nur die körperlich-sensorischen Empfindungen wahrgenommen und so gelassen wie möglich betrachtet: „Aha, der Schmerz ist bohrend, fühlt sich heiß an, liegt genau unterhalb der rechten Kniescheibe, hat im Moment eine Intensität von 6 …"

▪ Phase 3: Emotionen beobachten

Beobachtung der Emotionen

Dann, so genau und sachlich wie möglich, werden die dabei auftauchenden Gefühle und Bewertungen wahrgenommen und beschrieben: „Es macht mir Angst, dass der Schmerz vielleicht nicht mehr verschwinden könnte … Ich bin sauer, dass ich jetzt meine Termine absagen muss … Allmählich verliere ich die Hoffnung auf Besserung …" etc.

▪ Phase 4: Pendeln

Pendeln zwischen Gefühl und Körper

Bleiben Sie einmal für etwa 1 min (das entspricht etwa 8 ruhigen Atemzügen in Richtung Bauchregion) auf der körperlich gefühlten Ebene (Phase 2) – dann wechseln Sie auf die emotionale Ebene (Phase 3) und nehmen für etwa 1 min Ihre entsprechenden Gefühle war.
Diesen Vorgang wiederholen Sie etwa 2- bis 3-mal, Sie pendeln zwischen diesen beiden Ebenen hin und her und nehmen sie jeweils so genau wie möglich wahr, ohne sie zu bewerten. Anschließend spüren Sie einen Moment nach.
Am Ende steht wie am Anfang immer die Frage nach der jetzt aktuellen Schmerzintensität (Skala 0–10). Welche Veränderungen haben Sie bemerkt?

> Es ist erstaunlich, wie sehr eine sachlich-distanzierte Ausei-
> nandersetzung das körperliche Schmerzempfinden (sensori-
> sche Ebene) wie auch das Leiden (emotionale Ebene) redu-
> zieren kann. Ohnmachts- und Hilflosigkeitsgefühle werden
> sich verändern!

Übung 2: Gedankenstopptechnik

Gedanken sollen unseren Verstand klar halten und lösungsorientiert arbeiten. Manchmal werden sie aber durch begleitende
Emotionen wie Angst, Wut etc. zu regelrechten Sorgen. Dann
sind sie wenig konstruktiv und enden in sich immer wieder-
holenden Gedankenschleifen. Wenn Gedanken nicht mehr zu
einem Ziel und möglichen Lösungen führen, sollten sie ge-
stoppt werden. Das kann durch Sinnesreize und andere Ablenkung geschehen. Dazu sind besonders laute oder „über-
raschende" Signale geeignet.

■■ **Beispiele**
— Auditive Signale (hören): laut „Stopp!" oder „Halt!" rufen
oder in die Hände klatschen,

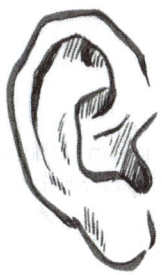

— visuelle Signale (sehen): plötzlich die Handfläche wie ein
Schild vor die Augen halten,

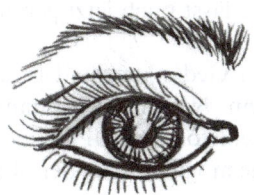

— sensitive Signale (spüren): mit festem Griff das Handgelenk umfassen,

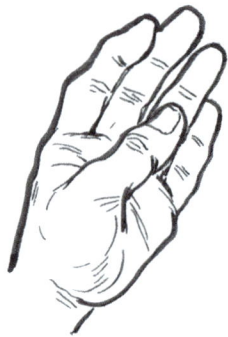

— olfaktorische Signale (riechen/schmecken): an Zitronen riechen, Eiswürfel lutschen.

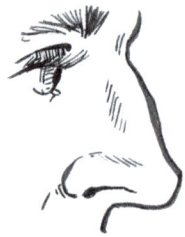

Durchführung Nehmen Sie vor und nach jedem Übungsprozess eine Einwertung Ihrer Schmerzen auf der Skala von 0–10 vor.

Die Übung wird in 3 Schritten durchgeführt.

■ **Phase 1: Gedankenanalyse**

Grübeln bewusst
wahrnehmen

Wann immer Sie bemerken, dass Ihre Schmerzen Sie in unkonstruktives Grübeln hineinziehen, werden Sie sich dieser Gedanken bewusst: Welcher Gedanke lässt mich jetzt gerade/in letzter Zeit nicht mehr los?

Konzentrieren Sie sich auf diesen Gedanken, und lassen Sie sich für einen Moment auf ihn ein. Nimmt der Gedanke Form an? Dann sagen Sie laut im Befehlston: „STOPP!“, oder Sie setzen plötzlich und so intensiv wie möglich einen der oben genannten Gegenreize ein.

Damit sollte das Gedankenkreisen unterbrochen sein.

Wiederholen Sie diesen Schritt 3- bis 5-mal, und achten Sie darauf, dass Sie bei jedem Durchgang den störenden Gedanken auch wirklich hochkommen lassen und dann erst unterbrechen.

■ **Phase 2: Veränderung der Tätigkeit**

Im nächsten Schritt sollten Sie Ihre aktuelle Tätigkeit verändern: Wenn Sie gerade laufen, bleiben Sie jetzt stehen. Wenn Sie gerade still sind, singen Sie. Wenn Sie gerade Ihr Gesicht anspannen, lächeln Sie jetzt ...

Tätigkeit spontan verändern

■ **Phase 3: Aktivierung positiver Gedanken**

Sofort sollten Sie bewusst angenehme Gedanken in die durch das unterbrochene Grübeln entstandene Lücke setzen: Denken Sie an einen geliebten Menschen, erinnern Sie sich an eine angenehme Situation, konzentrieren Sie sich auf das Schöne der Landschaft um Sie herum ...

Angenehme Gedanken aktivieren

> **Praxistipp**
>
> Die verschiedenen Stoppreize können auch kombiniert werden, um eventuell den vom Grübeln ablenkenden Effekt zu verstärken. Sie sind auch innerlich, also in der gedanklichen Vorstellung, gut durchführbar. Sie müssen aber stark genug sein, um eine Gedankenunterbrechung einzuleiten.

■ **Variation**

Man kann auch einen kleinen Umweg einschlagen:

Negative Gedanken und Gefühle werden wieder eine Zeit lang bewusst zugelassen. Dabei sollten Sie eine Haltung der Akzeptanz einnehmen: Der Gedanke wird gewürdigt, d. h. weder negativ bewertet noch weggedrängt. Sie können ihn wie die Szene eines Filmes ablaufen lassen. Sie betrachten alles als Zuschauer aus einiger Entfernung. Bleiben Sie für 1–2 min dabei.

Kleiner Umweg

Dann werden die Gedanken aktiv weggeschickt, das lässt sich gut durch innere Vorstellungsbilder erreichen.

Wählen Sie eines der folgenden Beispiele:

— Stellen Sie sich vor, wie störende Gedanken wie Luftballons davon ziehen.

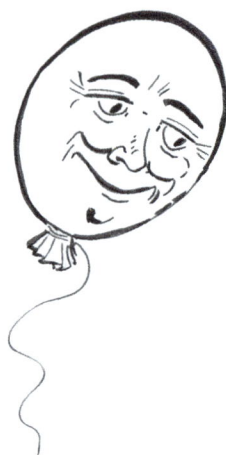

— Verpacken Sie den Gedanken/das Problem in Ihrer Vorstellung, vergraben, verbrennen oder sprengen Sie es.

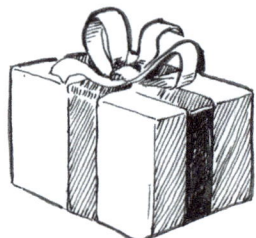

— Erfinden/erinnern Sie einen schönen, sicheren Ort, der Kilometer von hier entfernt liegt, und geben Sie Ihr Problem/den störenden Gedanken dorthin.

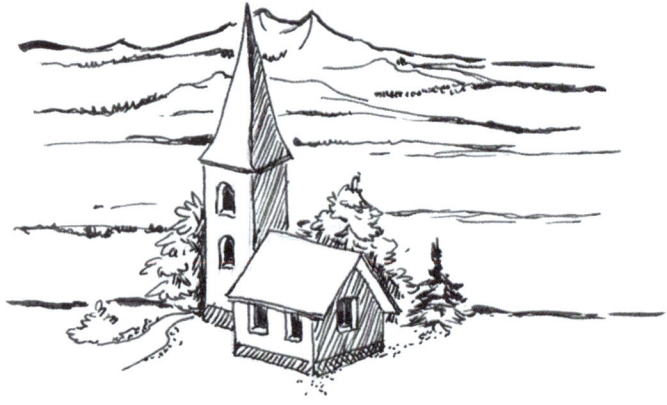

> Während der ersten ein bis zwei Tage kann die Häufigkeit der störenden Gedanken durch die Anwendung einer Gedankenstopptechnik sogar ansteigen. Doch halten Sie durch! Das reguliert sich, und nach spätestens drei Tagen ist Ihr Grübeln deutlich reduziert, bis Sie schließlich kaum mehr davon beeinträchtigt werden.

Durchhalten lohnt sich

Übung 3: Umlenkung der Aufmerksamkeit

Schmerzen lassen sich durch Ablenkung in den Wahrnehmungshintergrund rücken. Vergleichbar etwa mit Parfüm, das man nach einiger Zeit nicht mehr riecht, oder einem Dauerton, den man durch Gewöhnung zunehmend weniger wahrnimmt – weil dies aus unserer Aufmerksamkeit herausgefiltert wird. Wir nehmen die Schmerzen dann nicht mehr wahr.

Durch Ablenkung …

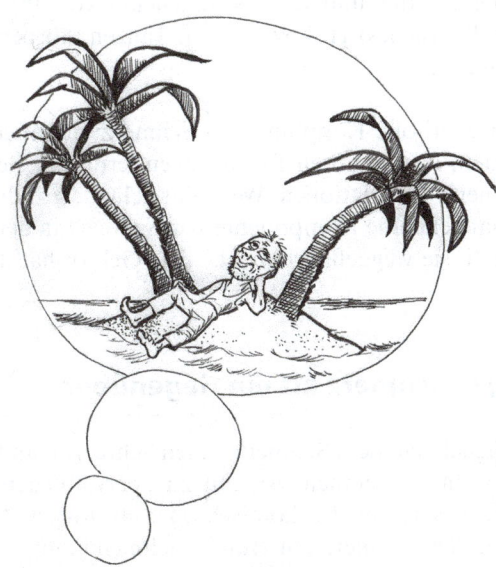

Auch wenn wir verliebt sind oder uns auf etwas freuen, sind wir abgelenkt und empfinden weniger Störendes. Ablenkung, die positive Gefühle macht, verringert Schmerz. Nutzen Sie das!

… kann die Schmerzwahrnehmung reduziert werden

Durchführung Zu Beginn und nach Beenden der Übung wird eingeschätzt, welchen Wert auf der Schmerzskala 0–10 der Schmerz jetzt aktuell erreicht.

Versetzen Sie sich bei auftretenden Schmerzen immer wieder bewusst in eine angenehme Situation und lenken Ihre Aufmerksamkeit so gut wie möglich darauf:

Neue Verknüpfungen durch
angenehme Erfahrungen

Wählen Sie eines der folgenden Beispiele:

— Konzentrieren Sie sich auf eine reale Situation oder nehmen Sie bewusst die schöne Umgebung wahr. Umgeben Sie
sich mit Ihnen angenehmen Menschen, oder tun Sie sich
selbst hier und jetzt etwas Gutes.

— Verändern Sie bewusst alltägliche Situationen, geben Sie
Alltagsroutine neue Impulse: Wählen Sie andere Arbeits-
wege, verändern Sie Essenszeiten und gewohnte Abläufe
so, dass sie wieder interessant werden und Freude machen.

— Verzichten Sie einmal auf gewohnte Planung – anfangs, bis
Sie mehr Mut gefasst haben, in ungefährlichen Bereichen –,
und lassen sich ganz neu auf die Situation ein, die nun Ihre
ganze Aufmerksamkeit benötigt.

— Konzentrieren Sie sich auf eine gedankliche Vorstellung,
wie eine schöne Erinnerung, eine imaginäre Landschaft
oder eine konstruktive Problemlösung.

— Konzentrieren Sie sich auf eine Tätigkeit, die Sie vollständig beschäftigt und die als angenehm von Ihnen erlebt
wird: Ihr (neues) Hobby, Singen, Tanzen, körperliche Bewegung …

Durch wiederholte Kopplung von Schmerz und angenehmen
oder neuen, interessanten Erfahrungen lernt das Gehirn mit
der Zeit neue Assoziationen. Wenn das gelingt, tritt die gefähr-
liche, unangenehme Komponente von Schmerz in den Hintergrund, weil sie weggefiltert wurde. Das Gehirn hat dann umgelernt.

Übung 4: Schmerz als ein Gegenüber

Eine Möglichkeit, dem Schmerz seinen Schrecken und sein dif-
fuses Dasein zu nehmen, ist, ihn zu „personifizieren". Das
mutet natürlich zunächst komisch oder absurd an. Auch gut,
wenn man den Schmerz mit Humor nehmen kann.

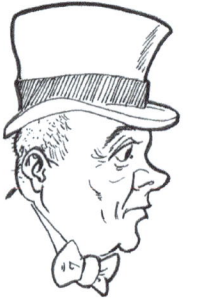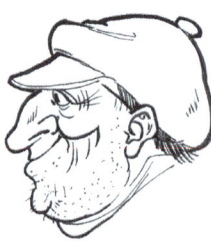

Durchführung Zu Beginn und nach Beenden der Übung wird eingeschätzt, welchen Wert auf der Schmerzskala 0–10 der Schmerz jetzt aktuell erreicht.

- Nehmen Sie sich anfangs etwas Zeit und Muße. Stellen Sie sich nun Ihren Schmerz als eine Person vor, mit der man ins Gespräch kommen kann … Wenn nötig, halten Sie innerlich einen Sicherheitsabstand ein, treten also quasi in Ihrer Vorstellung ein paar Schritte zurück. *(Stellen Sie sich Ihren Schmerz als eine Person vor)*

- Schauen Sie sich Ihren Schmerz wie eine andere Person genau an, beschreiben Sie ihn und geben Sie ihm einen Namen.

- Beschreiben Sie ihm Ihr Empfinden, Ihre Emotionen. Schreien Sie ihm – tatsächlich oder innerlich – Ihre Wut/Angst/Enttäuschung entgegen!

- Oder nähern Sie sich ihm wie eine liebevolle Mutter ihrem Kind. Reichen Sie ihm die Hand oder loben ihn, wenn er einmal weniger zu spüren ist.

- Bitten Sie ihn um Mithilfe, oder handeln Sie Kompromisse aus zu seiner Bewältigung. Fragen Sie ihn, was er von Ihnen brauchen könnte, oder welches andere Bedürfnis sich hinter ihm verstecken könnte. Und hören Sie genau hin! *(Hören Sie genau hin)*

Lassen Sie sich für jede Handlung, Frage oder Antwort mindestens eine Minute Zeit, sodass sie dem deutlich nachspüren können!

Diese Übung wird sehr wohltuend sein. Sie distanziert vom Schmerz, macht konstruktiv, aufmerksam und fördert die Akzeptanz des Schmerzes.

Übung 5: Perspektivenwechsel

Wir nehmen täglich millionenfach alte und neue Eindrücke mit unserem Organismus auf, zum größten Teil geschieht dies unbewusst. Diese Impulse werden bewertet, sortiert, verarbeitet und im Gedächtnis abgespeichert. Aus ihnen setzt sich die Sichtweise auf unsere Welt zusammen. Um das System nicht zu überlasten, werden dabei Informationen vereinfacht und reduziert. Und weil es für das Überleben immer schon wichtiger war, zu bemerken (und sein Verhalten darauf einzustellen), wenn etwas nicht gut läuft, ist der Organismus auf Gefahren aus der Umwelt, auf Fehler und Stressfaktoren etc. geeicht: So werden also eher Defizite wahrgenommen und als Erinnerung abgespeichert. *(Die Sichtweise auf unsere Welt ist entscheidend)*

Nun neigt man leider dazu, nur noch das, was man wahrnimmt, für wahr zu halten. Wird vorwiegend Unangenehmes wie Schmerz wahrgenommen, fixieren sich alle Gedanken und

Gefühle darauf, und das gesamte Leben kommt einem schmerzhaft vor.

Schöne, freudige Erlebnisse und Erfahrungen treten bisweilen in den Hintergrund und werden kaum beachtet.

Der Vorschlag an Sie ist nun, die Welt auch anders, bewusst positiver zu erleben. Ziel ist die Hinwendung zu erfreulichen, auch scheinbar kleinen Dingen.

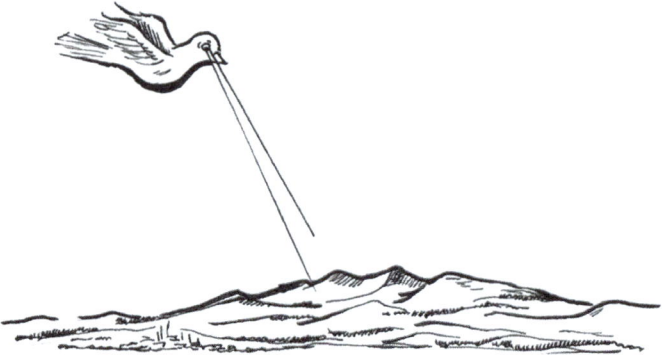

Andere Perspektiven kennenlernen

Dabei handelt es sich eben nicht um Selbstbetrug oder Unwahrheit, eher um eine Erweiterung – Sie lernen Situationen auch aus anderen Perspektiven kennen. Je mehr gute Erfahrungen Sie dabei machen, desto besser werden Sie sich gestimmt fühlen. Dazu wird es notwendig, die Welt differenzierter als bisher zu erleben, neben dem Negativen bewusst das Positive an einer Situation oder innerem Zustand wahrzunehmen.

Durchführung Nehmen Sie vor und nach jedem Übungsprozess eine Einwertung Ihrer Schmerzen auf der Skala von 0–10 vor.

Wählen Sie eine lösungsorientierte Sichtweise

In jeder unangenehmen, schmerzhaften Situation lässt sich fragen:
- Worin liegt offenbar die fehlende positive Seite dieser Situation?
- Welche gute Funktion hat für mich das Unangenehme: Gewinne ich auch etwas dadurch? Wovor bewahrt es mich, was kann ich dadurch tun bzw. was brauche ich nicht zu tun?
- Wie würde ich die Situation aus einer anderen Perspektive aus beurteilen: Wie sähe das Problem aus der Vogelperspektive oder aus der Sicht einer anderen Person aus?
- Wie lässt sich jetzt das Beste aus der Situation machen?
- Wie werde ich die jetzige Situation z. B. in zehn Jahren beurteilen oder in der Zukunft, wenn das Problem gelöst ist?

- Was hätte ich – aus der Zukunft rückblickend betrachtet – in der problematischen Situation gebraucht, was hat mir gefehlt? Und: Wie könnte ich dieses Defizit **jetzt** füllen oder lösen?
- Wie würde ich die Situation bewerten, wenn es mir (ansonsten) vollkommen gut ginge?

Wählen Sie in einer Problem- oder Schmerzsituation eines der genannten Beispiele. Finden Sie eine andere Perspektive, und bekommen Sie Abstand, das schafft einen inneren Freiraum. Der Schmerz kann Sie dann weniger angreifen.

Übung 6: Affirmationen – formelhafte Vorsätze

Affirmationen haben die Aufgabe, das Denken, die inneren Einstellungen wie auch Grundüberzeugungen und das Selbstvertrauen zu stärken bzw. neu auszurichten.

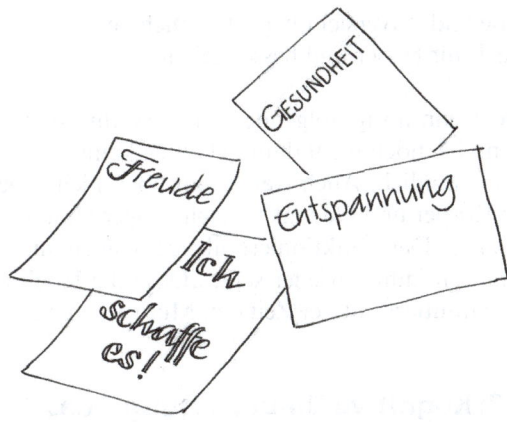

Affirmationen sind selbst gewählte, passende Leitsätze, die man sich mehrmals täglich oder während einer Entspannungsübung innerlich vorsagt und dabei so intensiv wie möglich erlebt. Dabei wird ein Idealziel benannt, das positiv und in der Gegenwart formuliert sein sollte. Also: „Es darf mir von Tag zu Tag etwas besser gehen" statt „Ich werde keine Schmerzen mehr haben." Bei großen Widerständen – z. B. bei Gefühlen von Skepsis oder Scham – kann man vorwegschicken: „Auch wenn ich jetzt noch nicht daran glauben kann – es darf mir jeden Tag ein bisschen besser gehen."

Affirmationen können helfen, das positiv gerichtete Denken zu stärken, negative Gedanken und Grübeln mit der Zeit zu reduzieren. Die ersten Erfolge stellen sich nach 2–4 Wochen ein.

Wählen Sie einen passenden Leitsatz

Durchführung Zur Anwendung beschriftet man zunächst einige Zettel mit einem positiv formulierten Satz. Diese Zettel hinterlegen Sie an gut sichtbaren, von Ihnen häufig aufgesuchten Orten, z. B. an Schreibtisch, am Spiegel, an der Eingangstür etc. Nach einigen Wochen werden Sie die Zettel als Erinnerungshilfe nicht mehr benötigen. Die Leitsätze wirken vorwiegend im Unterbewusstsein, also auch dann, wenn man selbst mit seinem Verstand (noch) gar nicht an deren Inhalt glaubt. Am effektivsten ist es, für einen Moment die Affirmation ganz zu empfinden, sich von ihr so berühren zu lassen, als ob sie schon Realität wäre.

Formulieren Sie einen positiven Satz

Hier einige Vorschläge, die Sie übernehmen oder auch für sich anpassen können:

- „Ich weiß, dass der Schmerz wieder vorübergeht."
- „Ich bekomme Unterstützung durch …"
- „Wenn ich … (z. B. die Entspannungsübungen) durchhalte, baut sich der Schmerz nach und nach ab."
- „Ich bleibe gelassen und entspanne mich."
- „Ich schaffe es!"
- „Freude und Zuversicht begleiten mich bei …"
- „Es darf mir besser und besser gehen."

Setzen Sie, wenn nötig, folgenden Satz vor Ihre Affirmation: „Auch wenn ich noch nicht daran glauben kann …"

Es ist erstaunlich: Auch wenn man noch nicht überzeugt ist, folgen Körper und Gedanken nach einiger Übung den Affirmationen. – Das funktioniert übrigens auch umgekehrt: Wenn man sich immer wieder sagt: „Das schaffe ich nicht!", wird man garantiert mit der Zeit den Mut verlieren …

Übung 7: Kognitive Umbewertung – das ABC-Modell der Emotionen

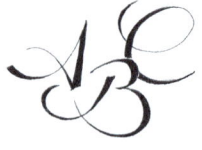

Der Mensch hat den ständigen Impuls, sich und seine Umwelt zu bewerten. Wir tun das täglich viele Tausend Male – oft unbewusst. Durch unsere gedankliche Bewertung von inneren oder äußeren Gegebenheiten beurteilen wir diese unmittelbar als angenehm oder unangenehm, gefährlich oder ungefährlich, positiv oder negativ. Diese Bewertungen und Gedanken, die wir auf etwas richten, lösen Gefühle und eine bestimmte Stimmung in uns aus. Wie wir wissen, beeinflusst die Stimmung ganz wesentlich unsere Wahrnehmung und das (Schmerz-)Erleben (◘ Abb. 1).

Nehmen Sie einmal wahr, wie häufig Sie eher unangenehme Gedanken und negativ gefärbte Bewertungen bei sich bemerken.

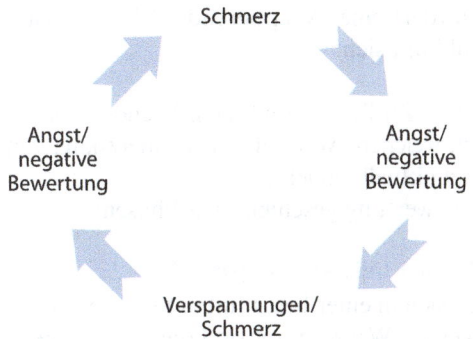

◼ Abb. 1 Der Kreislauf aus Schmerz und Angst

Wie oft hingegen fühlen Sie sich angenehm und entspannt, wie oft erleben Sie innere oder äußere Gegebenheiten eher auf positive Art? Wie ist Ihre Bilanz?

Prüfen Sie dann einmal, wie bestimmte Gedanken, z. B. an ärgerliche, entmutigende, traurige oder eben auch beruhigende, ermunternde Situationen, sich auf ihre Körper- und Muskelspannung auswirken. Sie werden bemerken: Allein die Gedanken und die dazugehörigen Gefühle können Verspannungen und Schmerzen auslösen. *Bewertungen und Gedanken lösen Gefühle aus*

Umgekehrt bedeutet das: Wenn die Gedanken und Bewertungen verändert werden, verändern sich auch das Gefühl und die Stimmung!

Menschen mit chronischen Schmerzen neigen verständlicherweise dazu, Schmerzen ausschließlich negativ zu bewerten. Durch eine negative gedankliche Bewertung (z. B.: „Schmerz ist eine Bedrohung!") wird allerdings unser Alarmsystem hochgefahren. So folgen – manchmal unmerklich – weitere Muskelverspannungen, Ausschüttung von Stresshormonen, Atemstocken etc. In der Regel bedeutet das eine Verstärkung der Schmerzen.

Man könnte fast sagen: Die (unangenehme) Bedeutung, die wir dem Schmerz geben, hat eine Auswirkung auf unsere Gefühle, oder: Ohne negative Bewertung kämen wir kaum in Stress oder Schmerzleiden! *Unangenehme Gefühle können Schmerz verstärken*

Wie lässt sich dieser Kreislauf durchbrechen?

Ziel ist es, die negativen Gedanken zu verändern in Richtung hilfreicher, konstruktiver Einstellungen.

Negative Gedanken und Bewertungen, die unmittelbar da sind, muss man sich zunächst einmal bewusst machen. Vorhanden sind sie sowieso, sie zu ignorieren wäre also unsinnig. Am besten gelingt diese Wahrnehmung, wenn die Gedanken zunächst möglichst sachlich und ohne sofortige Abweisungstendenz (!) angenommen werden. In einem zweiten Schritt können sie reflektiert und durch konstruktivere Bewertungen ersetzt oder ergänzt werden. *Negative Gedanken lassen sich umformulieren!*

Dies erfordert eine akzeptierende Selbstbeobachtung und etwas Geduld mit sich.

Durchführung   Zu Beginn und nach Beenden der Übung wird eingeschätzt, welchen Wert auf der Schmerzskala von 0–10 der Schmerz jetzt aktuell erreicht.

Die Umbewertung geschieht in 3 Phasen:

▪ Phase A: Wie ist die Ausgangslage?

Ausgangssituation

Sie befinden sich in einer bestimmten Situation. Definieren Sie möglichst genau: Was konkret sind die Gegebenheiten? Ereignisse an sich sind zunächst einmal neutral, das ist der sachliche Aspekt, den es herauszufiltern gilt.

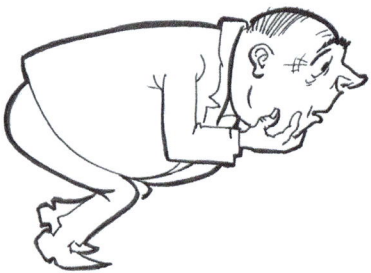

▪ Phase B: Wie bewerte ich diese Situation?

Gedankliche Bewertungen

Eine Situation bleibt für uns nicht lange neutral. Erinnerungen, Erfahrungen und Assoziationen führen unmittelbar zu bestimmten Gedanken, Bewertungen und Bedeutungen.

Typische Gedanken und Bewertungsmuster sind Abwertungen, Abweisung, Verallgemeinerung, Selbstmitleid, Übertreibungen, Vorwürfe etc.

Diese können bemerkt werden – etwa als inneres Bild oder als innerer Dialog. Die Frage lautet: Wie bewerte und beurteile ich dieses Ereignis, was geht mir durch den Kopf?

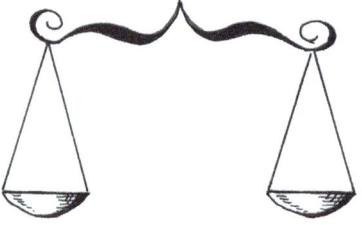

- **Phase C: Welche emotionalen Reaktionen werden dadurch bei mir ausgelöst?**

Die Bewertung des Ereignisses führt quasi automatisch zu einer Reaktion, erkennbar als Gefühl, als Stimmung und in der Folge dann auch als Verhalten. Um diese wahrzunehmen, könnten Sie sich fragen:

Gefühlsreaktion

Welche Gefühle tauchen bei mir auf, wie wirkt sich die Bewertung auf meine Stimmung aus, wie fühle ich mich jetzt? Und welches Handeln/Verhalten löst das bei mir aus?

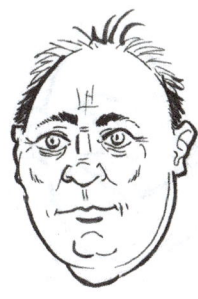 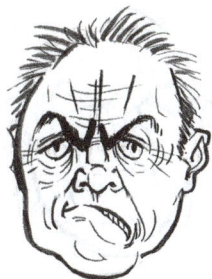

- ▪▪ **Beispiel 1**
  - (A) *Ausgangssituation:* Ich habe sehr viel Arbeit.
  - (B) *Gedankliche Bewertung:* Das schaffe ich nie! Ich werde versagen.
  - (C) *Emotionale Reaktion/Stimmung/Verhalten:* Druck, Gereiztheit, Resignation.

Beispiele

- ▪▪ **Beispiel 2**
  - (A) *Ausgangssituation:* Ich habe starke Schmerzen, Skalaintensität 7.
  - (B) *Gedankliche Bewertung:* Das wird unerträglich. Ich bin machtlos.
  - (C) *Emotionale Reaktion/Stimmung/Verhalten:* Hilflosigkeit, Resignation und Rückzug.

- **Wie lösen Sie diesen Automatismus?**

Nachdem Sie die einzelnen Phasen bemerkt und wahrgenommen haben (ohne sie unterdrücken zu wollen), treten Sie innerlich einige Schritte zurück und schaffen sich Distanz. Dann werden bewusst die Anteile (A), (B) und (C) getrennt analysiert:

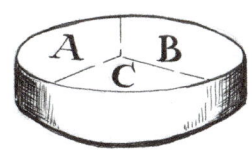

(A) Was konkret ist die Gegebenheit/Situation?

„Die konkrete Situation ist, dass ich in diesem Moment viel Arbeit/Schmerzen habe."

Situationsanalyse

(B) Wie bewerte und beurteile ich diese? Welche Färbung hat sie für mich? Welche Gedanken oder Überzeugungen folgen automatisch?

„Ich bewerte die Situation negativ, als bedrohlich; Zukunftssorgen überkommen mich.“

(C)   Wie reagiere ich? Welche Gefühle tauchen bei mir auf? Wie wirkt sich das auf meine Stimmung aus?
„Ich fühle mich überfordert, ich reagiere gereizt/resigniert.“
Durch den folgenden Schritt kann nun eine *kognitive Umbewertung* stattfinden.

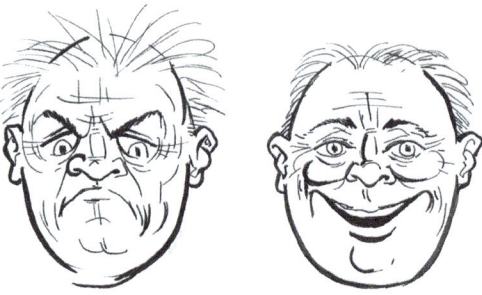

Was ist gut an der Situation?

Der Schlüssel dazu liegt in einer *veränderten* Bewertung dieser Situation. Fragen wie diese können dabei helfen:
– Könnte die Bewertung auch etwas weniger negativ ausfallen?
– Was wäre jetzt in dieser Situation noch schlimmer?
– Könnte das Problem weniger als Bedrohung, sondern als Herausforderung gesehen werden? Oder könnte es ein positives Fernziel geben?
– Was wäre lösungsorientiert? Wie ließe sich jetzt das Beste aus der Situation machen, was wäre ein erster Schritt?
– Gab es eine ähnliche Situation, die sich bereits meistern ließ – wie gelang mir das? Wie kann das jetzt gelingen?
– Gibt es auch etwas Sinnvolles oder Humorvolles an dieser Situation?
– Wo gab es kleine Erfolge, was ist bereits gelungen – kann ich das genießen?
– Wer oder was könnte mir jetzt eine Hilfe sein? Welche Lösungsmöglichkeiten würde eine andere Person vorschlagen?
– Wie wird es sich anfühlen, wenn das Problem/der Schmerz überwunden sein wird?

Beispiel

Auf eine Schmerzsituation bezogen könnte das bedeuten:
„Der jetzige Schmerz ist zwar nicht schön, aber auch nicht aussichtslos. Ich könnte mir mit Wärme und Bewegung zu helfen versuchen, das hat schon einmal geholfen.“ Oder: „Schmerzen sind unangenehm, aber nie gefährlich. Ich habe folgende Einflussmöglichkeiten …“

Eine nüchterne Situationsanalyse schafft die nötige Distanz und oft die Möglichkeit, aus einer negativen eine positive gedankliche Bewertung zu machen. Machen Sie sich noch einmal klar, dass Ihre *Einstellung* und *Bewertung* Ihre Gefühle und Ihr Verhalten bestimmen! Eine Veränderung der Bewertung würde bedeuten, dass dann auch veränderte (Gefühls-) Reaktionen folgten! Eine solche Umbewertung gelingt nicht immer (sofort), den Versuch dazu sollten Sie aber allemal unternehmen.

Kehren Sie eine negative in eine positive Bewertung um

Bewertungs- und Gedankenmuster haben sich in der Regel über viele Jahre eingeschliffen. Um deren Veränderung zu erreichen, braucht man erfreulicherweise nicht ganz so lange, wobei man sich immer vor Augen halten sollte: Es ist prinzipiell möglich, seine neuronalen Verschaltungen zu verändern, d. h. umzulernen. Dies ist indes ein Prozess, und bis dieser stabil etabliert ist, vergehen etwa 18–24 Wochen. Dann dürften Ihre Gefühle und Stimmungen auf die veränderten Gedanken ansprechen, und das bedeutet: Sie fühlen sich auch besser! Das wiederum wird Ihr Schmerzniveau erheblich senken – regelmäßiges Üben und Anwenden im Alltag, besonders in der Schmerz- oder Problemsituation, vorausgesetzt.

Es ist möglich, seine Gedankenmuster langfristig zu verändern

Variation Gesteigert werden kann der Effekt der Umbewertung durch eine antizipierte positive Assoziation, die an den Schmerz gekoppelt wird. Das heißt, sobald Schmerz auftaucht, bringen wir ihn bewusst gefühlsmäßig mit angenehmen Erfahrungen in Verbindung, indem wir so tun, als *wären wir bereits* gut gelaunt, erfreut oder entspannt.

So-tun-als-ob-Technik

Dazu gehen Sie in Ihrer Vorstellung in eine angenehme Situation oder erinnern sich an frühere, positiv erlebte Situationen. Empfinden Sie für diesen Moment so, als ob der Schmerz/das Problem bereits gelöst wäre. Erleben Sie das für einen Moment so intensiv wie möglich, mit all Ihren Sinnen … Spüren Sie dann nach: Wie fühlt es sich jetzt an? Wie hat sich der Schmerz verändert?

Das klingt zunächst absurd. Sie werden aber erleben, dass der Schmerz in den Hintergrund tritt.

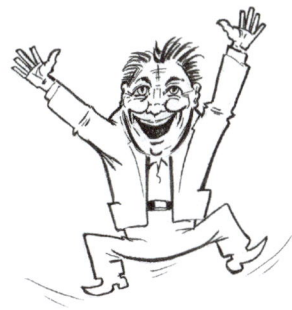

Erstaunlich dabei ist, dass das Gehirn diese neue Assoziation – wenn sie intensiv und häufig genug eingesetzt wird – tatsächlich annimmt. Nach ca. 10–20 So-tun-als-ob-Umbewertungen hat das Gehirn tatsächlich umgelernt!

Nehmen Sie Einfluss auf Ihre Gedanken und damit auf Ihre Gefühle! Selbst wenn Ihnen der Umlernprozess anstrengend erscheint – was er zweifellos auch ist: Negatives Bewerten indes führt zu unerfreulichen Gefühlen und Stimmungen, ist destruktiv – und verstärkt den Schmerz.

Nehmen Sie selbstbestimmt Einfluss auf Ihre Gedanken

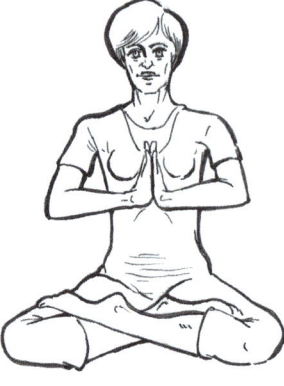

Veränderung des inneren Erlebens – Körperwahrnehmung

Wie fühlt es sich in mir an? Wie nehme ich meinen Körper, mein Fühlen, meine Bewegungen wahr?

Die Fähigkeit, seinen Körper, seine Sinne und sein eigenes Handeln bewusst zu spüren, ist eine wichtige Voraussetzung für jede Selbstreflexion – und Voraussetzung für eine ganzheitlich orientierte Schmerzbewältigung.

Diese Fähigkeit zur Innenwahrnehmung, zum Spüren des eigenen Körpers und der eigenen Empfindungen, geht im Erwachsenenalter manchmal verloren. Und Menschen mit Schmerzen vermeiden sie oft. Glücklicherweise kann man sie jedoch erinnern, schulen und stärken, kurz: wieder erlernen!

Übung 8: Schulung der Achtsamkeit und der Innenwahrnehmung

Bewusste Wahrnehmung bedeutet innehalten

Bewusste Wahrnehmung ist ein Innehalten, ein Sich-konzentrieren-auf, ein Akzeptieren des Augenblicks. Sie geschieht über die Sinneskanäle und im Körper: Es bedeutet bewusst und achtsam zu sehen, zu hören, zu schmecken und zu riechen, sich zu spüren in seinem Körper, seinen Bewegungen, seinen Gefühlen, Empfindungen und Stimmungen.

In Achtsamkeit „ent-schleunigen" wir eine Situation, so wird Stress und Hektik entgegengewirkt. In Achtsamkeit sind wir offen für die Sinne, so als empfänden wir die Situation zum ersten Mal – nicht angestrengt, sondern eher leicht und spielerisch.

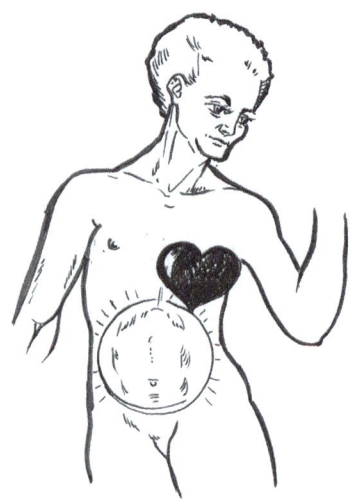

Das achtsame Erleben im Hier und Jetzt übergehen wir im Alltag leicht. Vielen Menschen wird gar nicht bewusst, dass sie sich ausschließlich „in anderen Zeiten" aufhalten. Es handelt sich um das Verweilen in der Vergangenheit oder in der Zukunft – statt in der Gegenwart. In der Zukunft versuchen wir ein besseres Gefühl zu finden als das augenblickliche. Oder es geht uns gut, und eigentlich könnten wir uns freuen und es genießen. Stattdessen denken wir zurück an ein schlecht gelungenes Ereignis oder eine Schmerzsituation, sodass sich die Freude verflüchtigt. In der Gegenwart sind wir meist in der richtigen (angenehmen und unangenehmen) Zeit – wir müssen sie aber annehmen.

Die richtige Zeit ist das „Jetzt"

Es gehört zu den Gewohnheiten unseres Alltagsverhaltens, weitgehend un-achtsam zu sein. Viele Handlungen werden quasi automatisiert erledigt. Das hat zum Teil seine Berechtigung, denn nicht jede Tätigkeit kann immer wieder durchdacht werden. Wir übergehen damit aber auch die Wahrnehmung unserer Befindlichkeit, ignorieren unsere Körpersignale und bleiben bei schädlichen Verhaltensweisen. Wenn wir Verhaltensgewohnheiten ändern wollen, müssen wir sie zunächst erkennen und behutsam wahrnehmen.

Wie aber lässt sich Achtsamkeit erlernen bzw. entwickeln? Lassen Sie sich ein, konzentrieren Sie sich ganz auf *einen* Aspekt einer Situation oder auf einen Körper-Sinneskanal. Ohne zu verkrampfen, werden alle Gefühle zugelassen, störende Gedanken können Sie wahrnehmen – und weiterziehen lassen.

Konzentrieren Sie sich auf einen Aspekt

Durchführung Zu Beginn und nach Beenden der Übung wird eingeschätzt, welchen Wert auf der Schmerzskala 0–10 der Schmerz jetzt aktuell erreicht.

Achtsamkeit lässt sich sehr gut in den normalen Alltag einbauen. Jede beliebige Tätigkeit lässt sich achtsam begleiten: stehen, gehen, sitzen, telefonieren, berufliche Tätigkeiten, Hausarbeit etc.

Alles lässt sich achtsam begleiten

Fragen wie diese helfen dabei:

- Was tue ich gerade, wie tue ich es, und wie nehme ich es wahr?
- Wie fühlt es sich dabei an in meinem Körper?
- Wie riecht es, wie schmeckt es, was kann ich sehen, hören …?
- Von welchen Gedanken/Emotionen wird die Situation begleitet?
- Wie bewerte ich es? Empfinde ich es als angenehm – oder unangenehm?

Sie können auch alltägliche Tätigkeiten einmal ganz anders verrichten als gewöhnlich: zu einer anderen Zeit, mit der an-

Achtsamkeit ist leicht durchführbar

deren Hand, durch das Einschlagen eines anderen Weges oder einer anderen Reihenfolge etc. Dann gelingt Achtsamkeit viel leichter.

Jede Körperhaltung, jede Körperbewegung, jeder Umgebungsreiz lässt sich grundsätzlich achtsam erfassen und empfindend wahrnehmen. Das lenkt die Aufmerksamkeit statt zum Schmerz hin zu alternativen Sinneseindrücken.

Achtsamkeit wirkt entspannend und stressreduzierend, stimmungsaufhellend und schmerzsenkend. Das wurde durch neurophysiologische Forschungen bestätigt. Probieren Sie es aus – auch bei scheinbar banalen Tätigkeiten.

Übung 9: Genusstraining

Stärken und Ressourcen

Das sogenannte Genusstraining ist eine gezielte Achtsamkeit auf positiv erlebte Sinneseindrücke, auf unsere Stärken und Ressourcen. Im Alltag ist der Fokus eher auf das Kritische, noch Fehlerhafte gerichtet. Für angenehme Empfindungen bleiben zu wenig Zeit und Raum. Oft wissen wir gar nicht mehr, was uns guttut. Selbst wenn etwas Erstrebenswertes erreicht worden ist, halten wir kaum inne, sondern hasten zum nächsten Ziel. Manchmal muss man regelrecht wieder lernen, wie sich eigene Stärken und Vorlieben anfühlen – und wie man sie genießen kann.

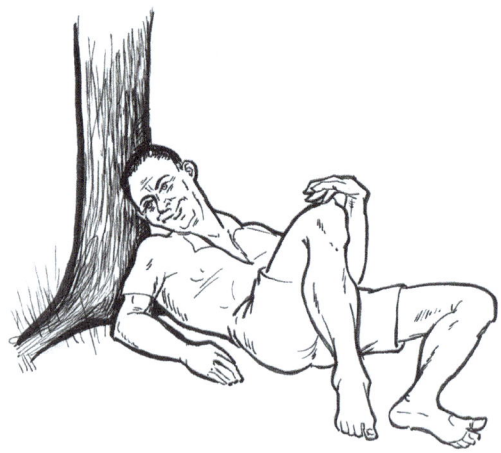

Genießen braucht sinnliche Wahrnehmung

Genießen braucht bewusste sinnliche Wahrnehmung von Schönem in unserer Umgebung, von (auch scheinbar kleinen) Dingen oder Situationen, die Freude und Ausgleich schaffen. Es braucht bewusstes inneres Zuwenden und Zeit. Genießen geht nicht nebenbei!

Durchführung   Nehmen Sie vor und nach jedem Übungsprozess eine Einwertung Ihrer Schmerzen auf der Skala von 0–10 vor.

Folgende Fragen können den Wahrnehmungsprozess unterstützen:

Was tut mir gut?

- Was mag ich – wer oder was tut mir gut: welche Situationen, welche Dinge, welcher Mensch?
- Was gelingt mir gut? Von welchen angenehmen Gefühlen wird dieses Gelingen begleitet?
- Wie kann ich mir jetzt etwas Gutes tun?
- Sinneserfahrungen: Wie *sieht* mein Lieblings … aus, wie *riecht* mein Lieblings …, wie *schmeckt* mein Lieblings …, wie *hört* sich mein Lieblings … an, wie *fühlt* sich mein Lieblings … an?
- Für welche Dinge in meinem Leben empfinde ich Dankbarkeit, wem/wofür kann ich in dieser Sache dankbar sein?
- Was tat mir früher schon einmal gut – wie fühlte es sich an, als da noch keine Schmerzen waren? Wann und in welchen Situationen war das? Kann ich dieses Gefühl mit allen Sinnen erinnern – und genießen?
- Wie würde es sich anfühlen, wenn die Schmerzen schon nachließen, das Problem (wenigstens ein bisschen) gelöst wäre?
- Gehen Sie auf die innere Suche:

Wie fühlen sich Freude, Gelassenheit, Kraft, Dankbarkeit, Verzeihen … in mir an?

Sich Zeit zu nehmen für das Erleben der Dinge, die Anerkennung der eigenen Ressourcen wirkt entspannend und schmerzlindernd. Und es schafft eine positive Grundstimmung, einen echten Puffer für das Schmerzerleben.

Übung 10: Achtsames Fokussieren – das Wissen des Körpers erleben

Manchmal reicht es nicht aus, seine inneren Bewertungen und Gedanken neu zu ordnen, weil zu starker Widerwillen oder Gefühle dem immer wieder entgegenstehen. Sucht man das Positive oder will Negatives vermeiden – will man eigentlich weniger essen oder rauchen, sich mehr bewegen etc. – so ist das Wissen um bessere Gesundheit zwar vorhanden. Aber innere Widerstände, die stärker sind – oder unendlich viel Kraft benötigen, um überwunden zu werden – verhindern dennoch die Umsetzung.

Innere Widerstände blockieren

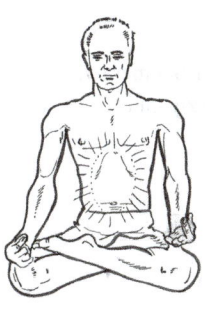

Diesen Widerständen – die als negative Gefühle oder als Schmerz wahrgenommen werden – gilt es auf die Spur zu kommen. Durch In-Kontakt-treten und tiefes Verstehen können sie oft aufgelöst werden.

Das erfordert zunächst die Bereitschaft, sich seinem eige-nen Schmerz – und auch seinen inneren Widerständen – zu nä-hern, sie verstehen und fühlen zu wollen. Das ist schon eine große Herausforderung, tut man doch in der Regel alles, um sie wegzudrängen.

Widerstände auflösen

Durchführung Zu Beginn und nach Beenden der Übung wird eingeschätzt, welchen Wert von 0–10 auf der Schmerzskala der Schmerz jetzt aktuell erreicht.

- Nehmen Sie sich ein paar Minuten Zeit und kommen Sie innerlich zur Ruhe […].

Kommen Sie mit Ihrem Schmerz in Kontakt

- Kommen Sie mit Ihrem Schmerz/Gefühl in Kontakt: Konzentrieren Sie sich auf Ihr Körperinneres […], auf Ihr Körpergefühl, das Wohl- oder Unwohlsein in Ihnen […]. Das ist meist am besten zu spüren im Bauch-, Brust-, Hals- oder Rachenraum.
- Warten Sie ruhig ab, was auftaucht. Heißen Sie es zunächst nur mit einer gelassenen inneren Haltung willkommen, auch wenn das Gefühl ein unangenehmes ist […].
- Werden mehrere drängende Gefühle/Schmerzen wahrge-nommen, so wählen Sie zunächst das dringendste aus […].
- Wenn Sie den Fokus auf ein Gefühl/eine Empfindung ge-richtet haben, bleiben Sie einen Moment dabei. Wie fühlt sich das an […]?

Finden Sie einen Begriff dafür

- Wenn Sie das Ganze betrachten, können Sie einen *Begriff* dafür finden? Zum Beispiel einen passenden Namen, ein Titel oder ein Bild – es sieht aus wie …, es fühlt sich irgend-wie an wie … […].
- Warten Sie ruhig ab, bis etwas Passendes auftaucht […] – Ist das jetzt der präziseste Begriff […]?

Wenn Sie die Beschreibung finden, die zu Ihrem Erlebten passt, dann bekommen Sie ein Gefühl der deutlichen Erleich-terung. Ganz so, als wäre Ihnen gerade ein Wort eingefallen, das Ihnen lange auf der Zunge gelegen hatte.

- Wandern Sie nun von dem gefundenen Begriff zurück zu Ihrer Körperempfindung und bleiben Sie eine Weile dabei […].
- Überprüfen Sie dann: Passt der Begriff noch genau – oder müsste ich ihn irgendwie verändern […]?

Wo ist der Schmerz am stärksten zu spüren?

- Lenken Sie Ihre Aufmerksamkeit weiter in das Körperinnere (Bauch-, Brust-, Rachenraum), und bleiben Sie auf das Unbehagen gerichtet […]. Wo genau im Körper ist die Empfindung am stärksten zu spüren […]?
- Verweilen Sie dort einen Moment, und spüren Sie diese Re-gion so bewusst wie möglich […].

Betrachten Sie diese Empfindung mit all Ihren Sinnen:

— Wie sieht sie genau aus, welche *Farbe* könnte sie haben, und welche *Form* würde dazu passen? Aus welchem *Material* könnte sie beschaffen sein, welche Temperatur hätte sie [...]? Wie sieht der Schmerz aus?

— Welches *Geräusch*/welcher Ton oder welche Melodie fällt mir dazu ein [...]?

— Kommt mir ein *Geruch* oder Geschmack in den Sinn [...]?

— Wie fühlt es sich insgesamt in meinem Körper an, welche *Stimmung* erzeugt das in mir [...]?

— Was ist das Schlimmste, das Wesentliche daran [...]? Was ist das Wesentliche?

— Kenne ich diesen Schmerz/dieses Problem aus anderen, vielleicht früheren Situationen? Was kommt mir dazu in den Sinn [...]?

— Was bräuchte es jetzt, damit es mir ein bisschen besser ginge [...]?

■ **Variationen**

Wählen Sie eines der folgenden Beispiele:

— Wenn Gefühle oder Schmerz sehr heftig auftauchen, lohnt es sich, erst einmal eine innere Distanz zu schaffen. Das gibt Freiraum, um nicht von ihnen überschwemmt zu werden. Treten Sie dazu innerlich einige Schritte zurück, oder „schieben" Sie das innere Bild etwas weiter weg, damit Sie es unaufgeregter betrachten können. Freiraum schaffen

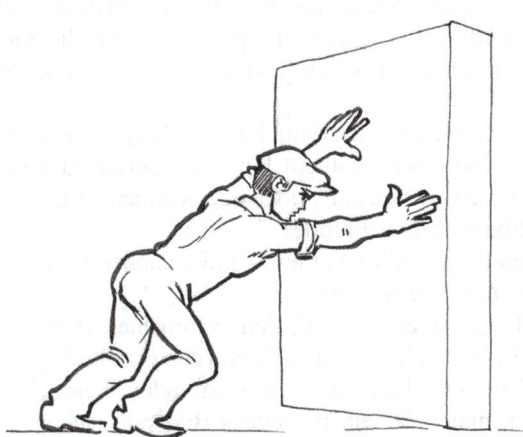

— Auch ein Rollentausch kann sehr nützlich sein: Stellen Sie sich vor, das Empfinden/der Schmerz käme in Gestalt einer Person, mit der man kommunizieren kann. Rollentausch
  – Wie sähe diese Person aus [...]?
  – Was würde sie sagen [...]?
  – Wie würde es sich aus ihrer Warte aus anfühlen [...]?

Unterstützung

— Oder Sie stellen sich eine helfende Person vor, die Sie in dieser Situation begleitet: Welche Unterstützung kann er/sie mir geben […], welchen Rat […] – wie fühlt sich das Problem jetzt an […]?

■ **Übungsabschluss**

Lösungsfragen

Wenn Sie die Situation differenziert wahrgenommen haben, dann stellen Sie dem Problem/dem Schmerz folgende Lösungsfragen:

— Was bräuchtest du, damit es dir ein bisschen besser gehen könnte […]?
— Was bräuchte dieses Gefühl/das Problem, um vollständig gelöst zu werden? Und welche Hindernisse stehen dem entgegen?
— Wenn das Problem/Gefühl aus der Vergangenheit rührt: Was hätte es damals in der erinnerten Situation gebraucht […]?
— Wie würde es sich anfühlen, wenn die Situation überwunden wäre, das Problem/der Schmerz bereits gelöst wäre? […]?

Was würde dem Problem jetzt guttun?

— Was müsste ich zukünftig verändern? Was müsste ich tun, was sollte ich nicht mehr tun […]? Und welchen ersten Schritt könnte ich dahingehend tun?

Kreieren Sie verschiedene Lösungen, und setzen Sie eine bis zwei davon ein! Modulieren Sie Ihr zukünftiges Verhalten (bzw. Gefühl) in Ihrer Vorstellung so lange, bis die Sache für Sie persönlich stimmig ist und sich gut anfühlt – lassen Sie sich Zeit dabei […]!

Genießen Sie diesen Zustand

Verabschieden Sie sich dann langsam […]. Spüren Sie nach, empfinden Sie einen Moment lang das Gefühl, das sich einstellt, wenn etwas geschafft oder überwunden ist […]. Spüren Sie Dankbarkeit oder Freude?

Spüren Sie mit allen Sinnen – und genießen Sie diesen Zustand für mindestens 2 min.

Den gelungenen Prozess sichern

Am Ende ist es sinnvoll, den gelungenen Prozess zu sichern. Finden Sie etwas, das Sie an das erzielte Ergebnis erinnert: Schreiben Sie es auf eine Karte oder in ein (Schmerz-)Tagebuch, malen Sie ein passendes Bild oder suchen Sie ein Symbol – und deponieren Sie es an einem gut sichtbaren Platz!

Reaktivieren Sie immer wieder – mindestens einmal pro Tag – Ihr positives Erlebnis.

❯ Das Erspüren von Empfindungen gelingt am besten, wenn die ganze Achtsamkeit – ohne innere Ungeduld, Antreiber, Korrektur – auf das Unbehagen gerichtet bleibt. Ganz besonders die Bewertung und der sich anschließende Korrekturwunsch müssen auf später verschoben werden.

Die Widerstände, die auftauchen, sollten Sie natürlich bemerken und achten, aber auf später verschieben und eventuell als eigene Frage fokussieren.

Haben Sie Geduld mit sich. Bleiben Sie während des Prozesses *Hören Sie in sich hinein*
mit Ihrer Aufmerksamkeit in Ihrem Körperinneren, hören Sie
in sich hinein, warten Sie ab, was auftaucht.

Diese Übung bewirkt, dass ein unangenehmes Gefühl oder
ein Schmerz sich nähern kann und neutral oder sogar positiv
erlebt werden darf. Es muss nicht mehr mit aller Kraft um
Aufmerksamkeit kämpfen – und kann im besten Falle gehen.
Diese Kraft wird freigesetzt und kommt Ihrer Vitalität zugute.

Übung 11: Körperantworten

Nichts ist so schlecht, als dass es nicht auch etwas Gutes hätte *Der gute Zweck*
… Schmerzen haben manchmal einen guten Zweck. Sie weisen
hin auf ein Zuviel oder ein Zuwenig, sie bringen einen Vorteil
oder deuten auf eine Aufgabe, die zu lösen ist. Sie zeigen zum
Beispiel ein Zuviel an Arbeit – zu wenige Pausen – zu wenig
Bewegung etc. Oder gibt es vielleicht Konfliktherde und Stress-
quellen, die darauf drängen, gelöst zu werden?

Wenn der Schmerz direkt befragt werden kann, kann er seinen Sinn offenbaren.

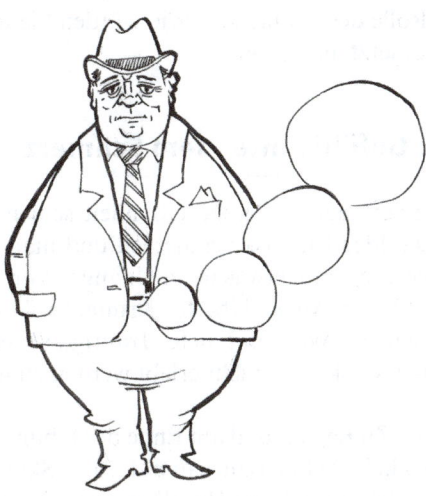

Mit dem Begriff *Stimme* ist im Folgenden nicht nur etwas
Hörbares gemeint. Es handelt sich dabei oft eher um ein inneres Bild, eine Intuition oder einen tiefen Gedanken.

Durchführung   Zu Beginn und nach Beenden der Übung wird
eingeschätzt, welchen Wert von 0–10 auf der Schmerzskala der
Schmerz jetzt aktuell erreicht.

- „Ich richte jetzt meine Aufmerksamkeit in meinen Körper
   […], auf meine Schmerzstelle […] und atme genau dorthin
   […]. Kann ich eine Hand behutsam auf die schmerzende
   Stelle legen?
- Worauf soll ich aufmerksam werden, wovor soll ich mich
   schützen […]?

Die Stimme des Schmerzes

- Nun stelle ich mir vor, das Schmerzgebiet hätte eine
   Stimme – was würde es zu mir sagen […]? Ich gebe mir genügend Zeit, seine Stimme wahrzunehmen […].
- Wenn an diesen Schmerz eine Emotion gekoppelt wäre,
   welche wäre es […]?
- Wenn an diesen Schmerz eine Bewegung […], eine Hand-
   lung oder Aktivität gekoppelt wäre […], wie sähe die aus?
   Was sollte ich in Zukunft tun […]? Und was sollte ich las-
   sen […]?
- Was sagt mir der Schmerz – will er mich noch irgendetwas
   wissen lassen […]? Gibt es noch etwas, das fehlt […]?
- Wenn das Problem/der Schmerz schon etwas gelöst wäre,
   wie würde sich das dann in meinem Körper anfühlen […]?
- Ich spüre nach und genieße diesen Zustand […].
- Ich verabschiede und bedanke mich […]."

Wie würden Sie antworten?

Wenn das Hören der inneren Stimme noch schwer fällt, versuchen Sie einen „Rollenwechsel": Darin befragen Sie nicht die
Schmerzstelle wie eine „fremde Person", sondern schlüpfen
quasi in die Rolle des Schmerzes. Wie würden Sie in der Rolle
des Schmerzes jetzt antworten?

Übung 12: Gefühl hinter dem Schmerz

Soll etwas noch
Unangenehmeres
vermieden werden?

Diese Übung verlangt eine hohe Offenheit seinem Innersten
gegenüber. Die Idee ist, dass Schmerzen und manche Aktivitäten dazu geeignet sind, etwas noch Unangenehmeres zu vermeiden. Gefühle von Angst, Überforderung, Isolation, Langeweile, Hilflosigkeit, Wut und tiefe Traurigkeit suchen sich
manchmal eine Maske, um nicht erlebt werden zu müssen.

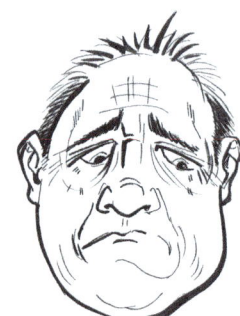

Durchführung Zu Beginn und am Ende der Übung werten Sie
das augenblickliche Schmerzniveau auf einer Skala von 0–10
ein und halten dabei möglichst Handkontakt mit der Schmerzstelle.

- „Ich richte meine Aufmerksamkeit auf mein Körper-
   inneres: Ich fühle in meinen Bauch- und Brustraum […].
   Wenn ich mein Schmerzerleben, alles, was ich über meinen
   Schmerz weiß, wahrnehme, welche Empfindungen kom-
   men mir in den Sinn […]? Wo entstehen unangenehme
   Empfindungen […]? Welche Ängste […], Sorgen […],

Trauer [...], Ärger [...], Enttäuschung [...] oder [...] kann ich erkennen [...]?"

- „Ich nehme sie jeweils so freundlich wie möglich wahr und frage sie, ob es gut ist, eine Weile bei ihnen zu bleiben [...]. Wenn ja, bleibe ich eine Zeit lang bei jedem einzelnen von Ihnen [...].

- Wenn der Schmerz mit seinen Unannehmlichkeiten auf einmal wie weggezaubert wäre – als ob ein Wunder geschehen wäre, aller Schmerz weg wäre [...] – wie würde sich das körperlich anfühlen [...]? Womit wäre ich dann konfrontiert, welche Probleme blieben übrig – wie fühlt sich das an [...]? In meinem Beruf [...], in meiner Partnerschaft [...], in meiner Familie [...], in meinem Freundeskreis [...], im Bereich ... [...]?

- Ich nehme jedes aufkommende Körpergefühl freundlich und geduldig wahr [...].

- Ich lege jedes Körpergefühl jetzt behutsam zur Seite und finde einen passenden Platz, wo es sich gut aufgehoben fühlen kann [...].

- Wenn nötig, werde ich mich später eingehender damit beschäftigen (diese Zusage sollten Sie dann auch unbedingt einhalten!).

- Ich bedanke mich für die Erkenntnisse und Einsichten [...] und verabschiede mich von allen Schmerzen und Gefühlen mit der Gewissheit, sie gut aufgehoben zu wissen [...].

- Ich genieße und erlebe noch einen Moment, wie es sich anfühlen würde, wenn alles schon ein bisschen gelöster wäre [...].

- Dann verabschiede ich mich langsam ...“

Und wenn der Schmerz weg wäre?

Finden Sie einen guten Ort

Bei dieser Übung ist ein inneres Abstandhalten – innerlich ein paar Schritte zurücktreten – besonders wichtig, um sich nicht von Emotionen überwältigen zu lassen.

> Werden Ihre Emotionen regelmäßig so groß, dass sie unbeherrschbar erscheinen, so scheuen Sie sich bitte nicht, Ihren Arzt oder Therapeuten um Hilfe zu bitten.

Ruhe- und Entspannungstechniken

Inmitten von Erlebens von Schmerz, wenn alle Muskeln verspannen, der Atem stockt, kann man sich kaum vorstellen, kontrolliert entspannen zu können. Doch gerade bei Schmerzerleben ist der positive Einfluss durch Entspannungsverfahren wissenschaftlich gut belegt.

Entspannung wirkt positiv – gerade bei Schmerzen

Schmerz ist ein Stressfaktor

Einerseits wirken Schmerzen als Stressfaktor – und verursachen damit Verspannungen aller Art, die wiederum psychophysische Dysfunktionen im Körper aufrechterhalten, sodass Ent-Spannung diesen Kreislauf unterbrechen kann.

Stress erhöht die Schmerzempfindlichkeit

Andererseits ist (Dauer-)Stress aus dem (auch: früheren) Lebensumfeld ein klassischer Schmerzauslöser und -verstärker und erhöht die Schmerzempfindlichkeit. Emotionen wie Leiden, Ängste, Ärger, Aufregung – die oft mit Schmerzerleben einhergehen – bewirken u. a. eine Spannungszunahme in Muskulatur und Vegetativum – selbst dann, wenn man sie nicht bewusst spürt.

Entspannung mindert Angst und Stress und ist mit ihnen inkompatibel, denn Entspannung ist das Gegenteil von Stress und Anspannung.

Entspannung ist das Lösen eines angespannten Zustandes, sie ist ein körperliches und psychisches Gefühl der Ruhe und Erholung – eine seelische Pause und eine Phase der Regeneration wichtiger Körperfunktionen.

Entspannung bedeutet Regeneration

Sie ist durch inneres Loslassen wie auch durch Bewegung und körperliche Anstrengungen erreichbar.

Entspannung muss geübt und trainiert werden, so wie man z. B. Muskeln trainiert, um stärker und ausdauernder zu sein. Gut eingeübt, lässt sich Entspannung dann auch in realen Stresssituationen erfolgreich einsetzen.

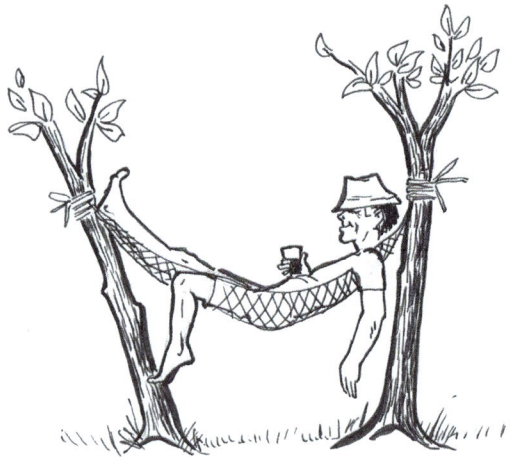

Das Erstaunliche ist, dass man nach einer gewissen täglichen Übungszeit (nach ca. 4–6 Wochen, manchmal auch bereits früher) nur noch an die Entspannungswirkung zu *denken* braucht, um reaktiv Entspannung zu spüren.

Ziel ist es, Entspannung bei den ersten Schmerzanzeichen einzusetzen und wirken zu lassen, sodass das Schmerzniveau unmittelbar niedrig gehalten werden kann, frei nach dem Motto „Wehret den Anfängen!"

Auch beim Schmerz gilt: Wehret den Anfängen

Als einfache und gut erlernbare Entspannungsverfahren gelten:

- progressive Muskelentspannung nach Jacobson (PME),
- konzentrative Entspannung wie z. B. das autogene Training nach Schultz,
- Achtsamkeits- und Körperwahrnehmungsübungen,
- Atemtechniken,
- Visualisierungen wie Imaginationsübungen und Fantasiereisen,
- körperorientierte Verfahren wie Yoga, Feldenkrais, Alexander-Technik u. a.

Praxistipp

In der Regel sind Entspannungsverfahren gut als Eigenübungen anwendbar. Für manch einen ist es motivierender, die Übungen in der Gruppe mit anderen Menschen zu erlernen und durchzuführen. Das kann in Kursen der VHS, der Krankenkassen oder bei Psychologen geschehen, bitte informieren Sie sich jeweils dort.

Die Wirkungsweisen von Entspannungsverfahren

Entspannungsverfahren dienen dazu, erhöhte Erregung und Verspannungen zu regulieren. Ziel ist es, einen Ausgleich zu Stress und belastender Spannung herzustellen, langfristig eine angemessene „Normalspannung" zu erreichen.

Dabei wirken Entspannungstechniken sowohl auf körperlicher (muskulär-vegetativer) wie auf psychischer Ebene (Gedanken, allgemeine Gefühle von Hektik und Aufregung, Stimmungen) und verstärken sich gegenseitig: Ruhe und Gelassenheit bedingen ein entspanntes Körperempfinden – und umgekehrt. Stress und Schmerz lassen nach, und das Wohlbefinden sowie die Leistungsfähigkeit werden erhöht.

Entspannung wirkt auf körperlicher und psychischer Ebene …

Aber Entspannung kann noch mehr: Sie hilft darüber hinaus auch dabei, Ängste abzubauen, Kraft zu schöpfen, Aktivitäten aufzunehmen und Veränderungen einzuleiten.

… und hilft Veränderungen einzuleiten

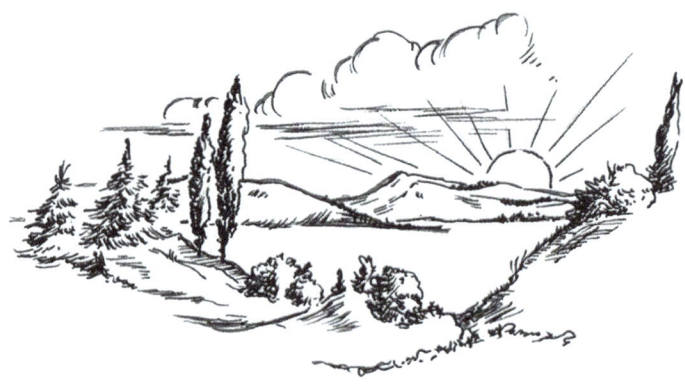

Die einzelnen Wirkungsweisen von Entspannung:

Ausgeglichenheit

— Innere Ruhe und Ausgeglichenheit werden gefördert.

— Muskelentspannung reguliert die Durchblutung im Körper. Verkrampfte Muskeln verhindern dagegen eine optimale Blut- und Sauerstoffversorgung – sowohl der Muskeln selbst wie auch der übrigen Organe.

Atmung

— Die Atmung reguliert sich, beeinflusst werden dabei Atemtiefe, -rhythmus und -raum ebenso wie die Atembewegung. Stress und Schmerz wirken sich nämlich immer auch auf die Atmung aus: Sie wird flacher, hektischer und ineffizienter.

Körperbewusstsein

— Das Körperbewusstsein wird gestärkt. Durch Sensibilisierung der Körperwahrnehmung werden Stress-, Verspannungs- und Schmerzanzeichen viel früher bemerkt und so die Möglichkeit einer Gegensteuerung geschaffen.

Gefäßsystem

— Das Gefäßsystem wird positiv beeinflusst, das vegetative Nervensystem (verantwortlich für Blutdruck, Verdauung, Schwitzen etc.) wird reguliert.

Schmerztoleranz

— Die Schmerzschwelle wird angehoben, die Schmerztoleranz erhöht. Man fühlt tatsächlich weniger Schmerzen.

Was bei der praktischen Anwendung zu beachten ist

Ohne Übung geht es nicht

Das Erlernen von Entspannungstechniken verläuft ähnlich wie das Erlernen und Automatisieren anderer Fertigkeiten (wie Fahrradfahren, ein Instrument spielen etc.). Es ist ein Lernprozess, man braucht dazu Übung, Konzentration und Engagement. Zuletzt gelingt es ohne Mühe und läuft fast automatisch ab.

Aber auch wenn Sie die Entspannungsübungen längst beherrschen, ist es nötig, sie immer wieder anzuwenden, so wie ein Muskel weiterhin trainiert werden muss, um funktionstüchtig zu bleiben. Leider hören viele Menschen nach den ersten Erfolgserlebnissen auf zu üben, da es ihnen nicht mehr notwendig erscheint.

Der Erfolg kann sehr schnell spürbar werden, spätestens nach 2–4 Wochen wird er sich einstellen. Und nach einigen Wochen Übung reicht das bloße Erinnern an den erlebten Entspannungszustand aus, um Verspannungen und Schmerz zu lösen.

Schon das Erinnern an die Entspannung kann helfen

Anfangs sollten Sie den Zeitpunkt Ihrer Entspannungsübung nach Ihrem Schmerzniveau wählen, d. h. Sie üben, wenn der Schmerz *nicht zu extrem* ist.

In den ersten 6 Wochen sollten Sie täglich mindestens 2-mal, besser 3-mal üben, für je 20 min. Später genügen 1- bis 2-mal täglich – und natürlich bei Bedarf.

Zu Beginn ist es vielleicht nicht einfach, sich 20 min auf sich selbst zu konzentrieren, Geräusche und Missempfindungen lenken zunächst ab. Nicht jede Entspannung gelingt sofort oder immer gleich gut. Das ist normal und bei allen anderen Tätigkeiten ebenso. Je gelassener Sie in die Situation hineingehen können, desto eher wird eine Entspannung möglich sein.

Haben Sie Geduld mit sich

Auch eine ruhige Umgebung ist zu Beginn wichtig, sodass man wirklich ungestört und ohne inneren Zeitdruck sein kann. Die gewählte Tageszeit ist grundsätzlich egal. Günstig ist es, die Übungszeit in den Tagesablauf so einzubauen, dass man sich automatisch erinnert (z. B. Üben *immer* nach dem Mittagessen, vor dem Einschlafen etc.). Die Gewöhnung tritt dann schneller ein.

Sie können ihren Körper beim Auftauchen von Anspannungszeichen oder negativen Gefühlen mit der Zeit regelrecht gegenkonditionieren. Sobald Ihr Körper auf bestimmte Auslösesituationen z. B. mit Angst oder Anspannung reagiert, können Sie ihn auch dazu bringen, mit Entspannung auf diesen Stress zu antworten. Das Prinzip ist sehr einfach, aber enorm effektiv: Tritt ein bestimmter störender Affekt auf, so setzen Sie ein Entspannungstraining dagegen. Je öfter Sie diesen Vorgang wiederholen, desto mehr gewöhnt sich der Organismus daran, so zu reagieren.

Sofort mit Entspannung antworten

Sinnvoll ist es, Entspannung zunächst gründlich in senso, d. h. mental zu üben, später kann sie direkt in realen Stress-/Anspannungssituationen angewendet werden, sodass das Ausmaß von Schmerz und negativen Gefühlen niedrig gehalten werden kann.

Übung: Einleitung der Entspannung

Modul: Entspannungsein-
leitung

Das hier beschriebene Einleitungsmodul können Sie an den Anfang eines jeden Verfahrens setzen, das in den nachfolgenden Kapiteln besprochen wird.

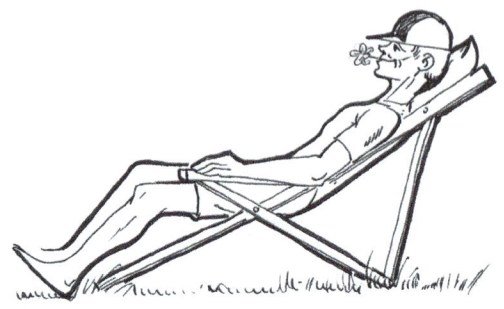

Sie können diese Anleitung auf ein Aufnahmegerät sprechen, genausogut können Sie sich die einzelnen Abschnitte aber auch merken und dann gedanklich durchgehen.

Angenehme Körperposition

1. Nehmen Sie sich jetzt Zeit und Ruhe zur Entspannung. Suchen Sie eine geeignete, lockere Position. Die Augen können geschlossen werden, oder – wenn das als unangenehm empfunden wird – der Blick wird auf „weit entfernt" gestellt.

Bestimmung des
Schmerzpegels

2. Vergegenwärtigen Sie sich Ihre Stress- bzw. Schmerzskala, und bestimmen Sie Ihren Anspannungsgrad bzw. Ihr Schmerzniveau zwischen 0 und 10.

Körperwahrnehmung

3. Nehmen Sie Ihren Körper konzentriert wahr. Spüren Sie die Unterlage, die Kontaktflächen mit der Unterlage und die Körperpartien dazwischen. Gehen Sie wie mit einem Scanner innerlich durch Ihre verschiedenen Körperregionen und erfühlen Sie deren Spannungszustand.

Atmung

4. Spüren Sie Ihre Atmung:
   - den *Weg*, den der Atem nimmt von der Nase bis in den tiefen Bauchraum,
   - die *Bewegungen*, die der Körper bei jeder Ein- und Ausatmung macht,
   - die *Richtungen*, in die der Atem strömt,
   - den *Atemrhythmus* und die *Atempausen*.
   - Erleben Sie, wie bei jeder *Einatmung* Sauerstoff aufgenommen, bei jeder *Ausatmung* Verbrauchtes und Spannung abgegeben wird [...].

> **Praxistipp**

Noch effizienter werden Entspannungsübungen, wenn sie mit der Atmung und einem (für Sie passenden!) Signalwort kombiniert werden. Zum Beispiel sagen oder denken Sie sich bei jeder *Aus*atmung einen Begriff wie *ruhig, entspannt, unbesorgt, erleichtert* – und erleben diesen Zustand so intensiv wie möglich.

Kombination mit einem Signalwort

Je bewusster man die Ver-/Anspannung und die Entspannung spürt und alle aktuellen Sinneswahrnehmungen mit einbezieht (was sehe – rieche – schmecke – höre – fühle ich jetzt gerade?), desto tiefer wird die Entspannung und desto angenehmer die Stimmung werden.

Sinneswahrnehmungen mit einbeziehen

Genießen Sie die Vorstellung von Ruhe, Entspannung, und dass es im Augenblick nichts Wichtigeres zu tun gibt.

> **Praxistipp**

Es ist normal, wenn abschweifende Gedanken, störende Körperempfindungen oder Geräusche wahrgenommen werden. Bemerken Sie sie, lassen Sie sie wieder ziehen, und fahren Sie mit dem Üben fort. Bei sehr hartnäckigen Gedanken können Sie hilfreiche Bilder (Imaginationen) einsetzen, wie z. B. die Vorstellung von Wolken oder Zugwaggons, die die Gedanken mit fortziehen. Oder man ordnet seine störenden Gedanken, „sortiert" sie imaginär in Päckchen oder Regalfächer mit der Zusage: „Nicht jetzt! Später kann ich mich wieder meinen Sorgen zuwenden." Und finden Sie dann Zeit für das Problem!

Störende Gedanken?

Progressive Muskelentspannung (PME) nach Jacobson

Die PME ist ein Selbstentspannungsverfahren, das in den 1930er-Jahren von dem Amerikaner Edmund Jacobson entwickelt wurde. Die Technik ist leicht erlernbar, dabei wissenschaftlich sehr gut untersucht und in der Alltagspraxis hervorragend anwendbar. Muskuläre Verspannungen, vegetative und zentralnervöse Erregungen (wie Unruhe, Schweißausbrüche, Herzklopfen, Schmerzen) werden abgebaut, man fühlt sich insgesamt ruhiger, gelassener und frischer.

Selbstentspannung

Außer um das Empfinden von Entspannung geht es dabei auch um die Wiederherstellung des sog. *Muskelsinns,* dem Vermögen, seine Muskelkraft wieder ökonomisch und sinnvoll einzusetzen. Mit zunehmender Übung gelingt es, genau zu erspüren, wo zu viel, unangemessen oder dauerhaft angespannt wird.

Muskelsinn

Dazu werden einige wesentliche Muskelgruppen zunächst für 7–10 s willentlich verstärkt angespannt und dann gelockert, während gleichzeitig sehr konzentriert auf die einsetzenden Empfindungen geachtet wird, die an den Muskeln spürbar werden.

Probieren Sie aus, was Ihnen guttut

Je nach Bedarf werden entweder eher kraftvolle Kontraktionen oder nur eine minimal spürbare Anspannung bevorzugt, bei hoher Schmerzhaftigkeit reicht sogar eine gedanklich vorgestellte Anspannung! Probieren Sie aus, was Ihnen guttut, das jeweils beste Maß muss individuell gefunden werden. Zu einer Verkrampfung oder verstärkten Schmerzen sollte es jedoch nicht kommen.

Achten Sie auch darauf, dass die Atmung rhythmisch weiter fließt, Pressatmung soll vermieden werden.

Unterschied zwischen An- und Entspannung

Nach der Lösung der Spannung ist es wichtig, der Entspannung – oder besser: den Unterschied zwischen An- und Entspannung – für etwa 30 weitere Sekunden nachzuspüren und dies zu genießen.

Anwendungstipps zur PME

– Sie können auch hier wieder die gesamte Anleitung auf ein Aufnahmegerät sprechen oder sich einzelne Übungsabschnitte merken und dann gedanklich durchspielen.

Entspannungseinleitung

– Vor der Ausführung kann eine *Entspannungseinleitung* sinnvoll sein (Abschn. „▶ Einleitung der Entspannung").

– Während der Übung können Sie sitzen oder liegen, je nachdem, was Ihnen bequemer erscheint. Später, wenn Sie geübter sind, können Sie in allen Positionen, in allen Situationen entspannen.

– Die Anspannung der genannten Muskelregionen soll für jeweils 7–10 s gehalten und bewusst wahrgenommen werden. Dann lösen Sie die Spannung wieder, langsam und bewusst.

– Bitte achten Sie darauf, dass nur die angegebenen Muskeln angespannt werden und nicht etwa – im Zuge einer Kettenreaktion – noch weitere Körperpartien.

– Im Anschluss an die Übung sollen Sie nachspüren und die Entspannung dann über ca. 30 s geschehen lassen. Nehmen Sie bewusst den Unterschied zwischen An- und Entspannung wahr.

Übung 13: Progressive Muskelentspannung – Langform

Wenn Sie die progressive Muskelentspannung noch nicht kennen, üben Sie sie zunächst am besten in der Langform. Dabei werden alle Muskelgruppen einzeln erst angespannt und dann entspannt: die Hände und Arme, das Gesicht, der Nacken und die Schultern, der Rumpf, beide Beine und das Gesäß.

Langform: Alle Muskelgruppen werden einzeln angespannt

Später, wenn Sie geübter sind, können Sie die schneller durchführbare Kurzform wählen.

Durchführung   Zu Beginn und am Ende der Übung werten Sie das augenblickliche Schmerzniveau auf einer Skala von 0–10.

- **Hände und Arme**
1. Ballen Sie Ihre **rechte Hand** zur Faust, dabei die Anspannung bis in den Unterarm so bewusst wie möglich spüren – dann langsam wieder lösen und entspannen – und den Unterschied zwischen An- und Entspannung empfinden – wiederholen Sie diesen Vorgang noch einmal.
2. **Rechten Ellenbogen** beugen (den Bizepsmuskel anspannen), Spannung beobachten – entspannen – den Unterschied nachspüren … – einmal wiederholen.
3. **Linke Hand** zur Faust ballen, die Spannung bis in den Unterarm spüren – lösen – den Unterschied nachspüren – einmal wiederholen.
4. **Linken Ellenbogen** anbeugen, Spannung empfinden – entspannen – den Unterschied spüren – einmal wiederholen.
5. **Beide Arme** ausstrecken und fest gegen die Unterlage drücken (die Trizepsmuskulatur aktivieren) – Spannung wahrnehmen – lösen – den Unterschied spüren – einmal wiederholen.

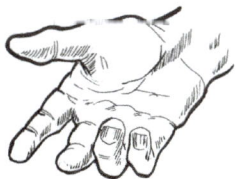

- **Gesicht**
1. Runzeln Sie Ihre **Stirn** oder legen Sie sie in Falten – nehmen Sie diese Anspannung genau wahr – lösen und entspannen Sie dann langsam wieder – spüren Sie bewusst den Unterschied nach – wiederholen Sie diesen Vorgang einmal.
2. **Augenbrauen** zusammenziehen – Anspannung wahrnehmen – lösen – den Unterschied nachspüren – einmal wiederholen.
3. **Augen** zusammenkneifen – Anspannung wahrnehmen – lösen – den Unterschied nachspüren – einmal wiederholen.
4. **Nase** rümpfen/krausen – Anspannung wahrnehmen – lösen – den Unterschied nachspüren – einmal wiederholen.

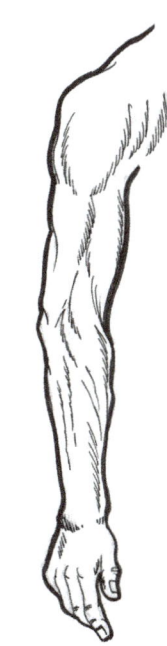

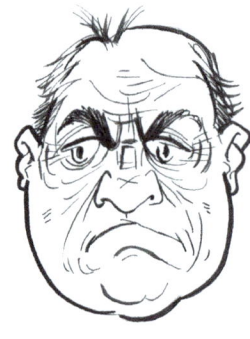

5. **Lippen** zusammenpressen oder spitzen („Kussmund" formen) – Anspannung wahrnehmen – lösen – den Unterschied nachspüren – einmal wiederholen.

6. **Zähne** leicht (!) zusammenbeißen, Kiefermuskulatur anspannen – Spannungsgefühl wahrnehmen – lösen – nachspüren – einmal wiederholen.

7. **Zunge** gegen den Gaumen drücken – Spannungsgefühl wahrnehmen – lösen – den Unterschied nachspüren – einmal wiederholen.

8. **Augen** schließen, dabei die Augäpfel weit nach rechts führen, den Blick dort eine Weile halten und die Spannung wahrnehmen – zurück in die Mitte führen und Entspannung spüren – danach wandert der Blick nach links – Blick halten und Spannung empfinden – lösen – nachspüren. Anschließend das gleiche Vorgehen mit dem Blick nach oben – nach unten und ebenso diagonal in alle Richtungen. Spannung jeweils halten und empfinden – lösen – nachspüren.

■ **Nacken und Schultern**

Nacken

1. Drücken Sie Ihren **Kopf** nach *hinten* in/gegen die Unterlage – spüren Sie dabei die Anspannung in der Nackenmuskulatur – lösen und entspannen Sie wieder – spüren Sie den Unterschied zwischen An- und Entspannung nach – einmal wiederholen.

2. Kopf langsam, wie gegen einen Widerstand, nach *rechts drehen* – Spannungsgefühl wahrnehmen – lösen – nachspüren – einmal wiederholen. Kopf dann ebenso nach *links drehen* – Spannungsgefühl wahrnehmen – lösen – den Unterschied spüren – einmal wiederholen.

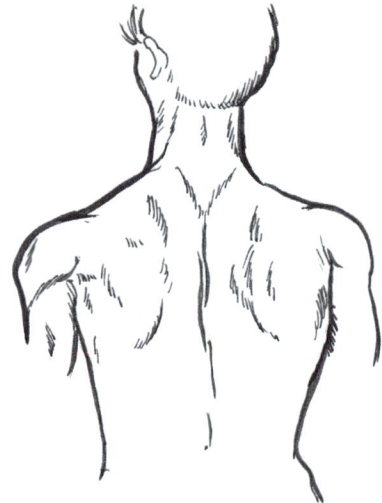

3. Kopf nach *vorn beugen* (Kinn Richtung Brustbein ziehen) – Spannungsgefühl wahrnehmen – lösen – nachspüren – einmal wiederholen.

4. **Schultern** *hochziehen* Richtung Ohren – Spannungsgefühl wahrnehmen – lösen – den Unterschied spüren – einmal wiederholen.

Schultern

5. Schultern *vorne zusammen* führen – dabei die Anspannung spüren – Spannung wieder lösen – den Unterschied spüren – einmal wiederholen.

6. Schulterblätter nach *hinten* (Richtung Wirbelsäule) ziehen – Spannungsgefühl wahrnehmen – lösen – nachspüren – einmal wiederholen.

■ Rumpf

1. Spannen Sie nun Ihre **Rücken**muskeln an, indem Sie in ein leichtes Hohlkreuz gehen (im Liegen bedeutet das, dass nur das Gesäß und die Schultern aufliegen) – nehmen Sie das Spannungsgefühl genau wahr – lösen Sie dann die Anspannung – spüren Sie den Unterschied – einmal wiederholen.

Rückenmuskulatur

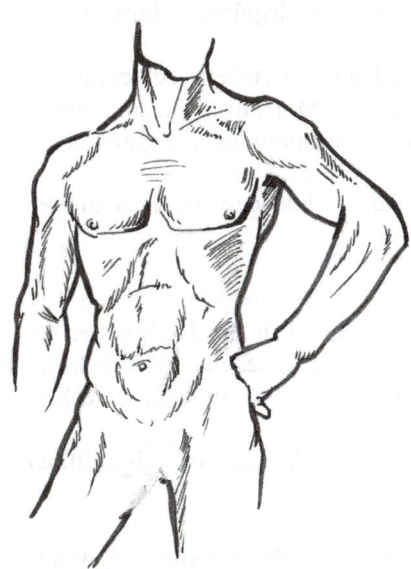

2. Bauchmuskeln anspannen (als wollten Sie einen leichten Schlag in den Bauch abwehren) – Spannungsgefühl wahrnehmen – lösen – nachspüren – einmal wiederholen.

Bauchmuskulatur

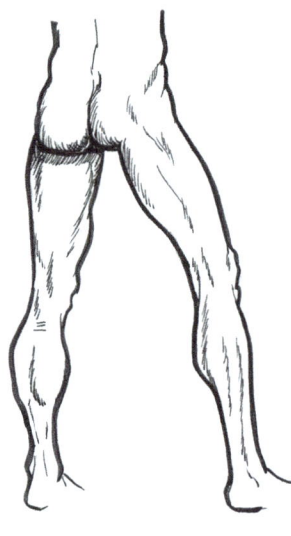

- **Gesäß und Beine**

1. Spannen Sie Ihre **rechte Gesäßhälfte** an und spüren Sie die Spannung bis in den Oberschenkel – lösen Sie die Spannung wieder – und nehmen Sie den Unterschied zwischen An- und Entspannung bewusst wahr – wiederholen Sie diesen Vorgang einmal.
2. **Linke Gesäßhälfte** anspannen, die Spannung bis in den Oberschenkel spüren – lösen – nachspüren – einmal wiederholen.
3. **Beide Oberschenkel** zusammendrücken – Anspannung wahrnehmen – lösen – nachspüren – einmal wiederholen.
4. **Rechte Wade** anspannen, dabei rechten Fuß Richtung Kopf hochziehen und gleichzeitig die Wade in die Unterlage drücken – Spannungsgefühl wahrnehmen – lösen – nachspüren – einmal wiederholen.
5. **Linke Wade** anspannen, linken Fuß Richtung Kopf hochziehen und gleichzeitig die Wade in die Unterlage drücken – Spannungsgefühl wahrnehmen – lösen – nachspüren – einmal wiederholen.
6. Alle **Zehen** krümmen (greifen) – Spannungsgefühl wahrnehmen – lösen – nachspüren – einmal wiederholen.

Nachspüren

Im Anschluss allen Körperteilen noch einmal im entspannten Zustand nachspüren. Dort, wo Restspannung registriert wird, können Sie den Anspannungs-/Entspannungszyklus wiederholen.

Genießen Sie anschließend den entspannten Zustand für 2–3 min …

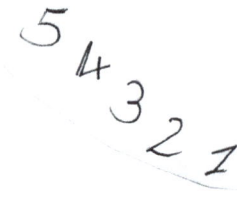

- **Rücknahme – Beenden der Entspannung**

1. Stellen Sie sich innerlich auf das Beenden ein.
2. Zählen Sie bei geschlossenen Augen rückwärts von 5 bis 1.
3. Spannen Sie beide Arme an, räkeln, recken und strecken Sie sich.
4. Atmen Sie tief ein, kräftig aus – und öffnen Sie anschließend die Augen.

Natürlich erübrigt sich die Rücknahme, wenn die PMR als Einschlafhilfe genutzt wird.

Übung 14: Progressive Muskelentspannung – Kurzform

Kurzentspannung

Wenn Körperentspannung mit Hilfe der Langform zuverlässig erreicht wird – meist nach 2–4 Wochen regelmäßigen täglichen Übens – kann man zur Kurzentspannung übergehen.

Diese teilt sich in zwei Phasen, dabei wird zunächst der **ganze Körper** auf einmal angespannt, anschließend werden **vier Muskelgruppen** nacheinander kontrahiert, und zwar in folgender Reihenfolge:

1. Hände – Arme,
2. Gesicht – Nacken,
3. Schulter – Rumpf,
4. Gesäß – Beine.

Durchführung Zu Beginn und am Ende der Übung werten Sie das augenblickliche Schmerzniveau auf einer Skala von 0–10.

■ Phase 1: Ganzkörperspannung

Begeben Sie sich in eine Ihnen angenehme Sitzposition oder in die Seitenlage.

Synchrone Entspannung des ganzen Körpers

Rollen Sie dann Ihren gesamten Körper in folgender Weise ein:

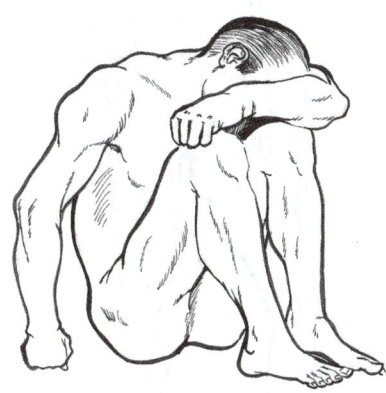

1. Der Rücken wird gekrümmt, als wollten Sie einen Katzenbuckel machen, dabei bitte den Kopf einziehen, das Kinn auf die Brust legen,
2. beide Arme werden vor der Brust gekreuzt,
3. dann ziehen Sie die Schultern hoch Richtung Ohren,
4. anschließend Bauch und Gesäß anspannen,
5. dabei die Beine anziehen,
6. zuletzt die gesamte Gesichtsmuskulatur anspannen, dabei die Zunge gegen den Gaumen drücken.

Alle Muskelgruppen sollen sodann gleichzeitig – gemeinsam – angespannt und 7–10 s gehalten werden. Achten Sie währenddessen auf eine ruhige Atmung. Nehmen Sie die Anspannung so bewusst wie möglich wahr. Die Spannung dann wieder lösen – und den Unterschied für etwa 30 s nachspüren. Wiederholen Sie das ein- oder zweimal.

Im Anschluss folgt in gleicher Weise die An- und Entspannung von folgenden vier einzelnen Muskelgruppen.

4 Muskelgruppen

■ **Phase 2: Vier Muskelgruppen**

Bleiben Sie in Ihrer gewählten Sitz- oder Liegeposition. Im Folgenden werden ganze Muskelgruppen nacheinander angespannt und die Spannung für jeweils 7–10 s gehalten und bewusst wahrgenommen. Atmen Sie dabei ruhig weiter.

Lösen Sie dann langsam oder, je nach Belieben, plötzlich die Spannung – und spüren Sie etwa 30 s lang bewusst den Unterschied. Wiederholen Sie diesen Vorgang 2- bis 3-mal.

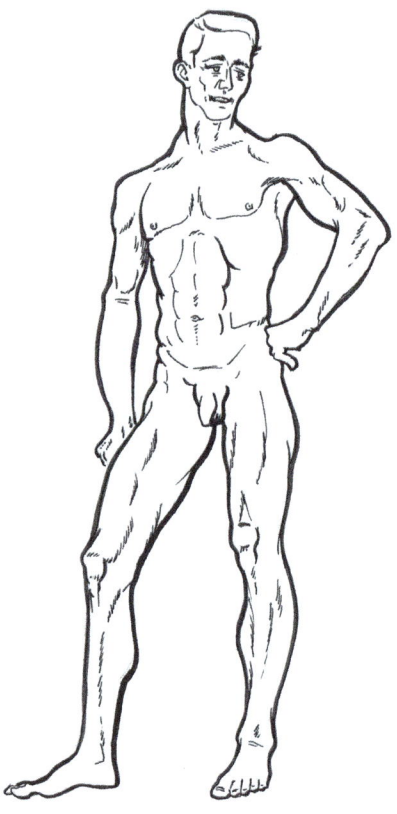

Reihenfolge

Arbeiten Sie in dieser Reihenfolge:

1. **Arme:** Spannen Sie gleichzeitig beide Arme, indem Sie sie mit geballten Fäusten anwinkeln – Halten und Anspannung wahrnehmen – dann lösen Sie und spüren den Spannungsunterschied nach.
2. **Gesicht:** Gleichzeitig Stirn in Falten legen, beide Augen zukneifen, Nase rümpfen, Lippen zusammenpressen, Zähne leicht zusammenbeißen und den Kopf einziehen – Anspannung wahrnehmen – wieder lösen – den Unterschied nachspüren.
3. **Rumpf:** Gleichzeitig Schultern nach hinten Richtung Wirbelsäule ziehen, Rückenmuskulatur anspannen und dabei in ein leichtes Hohlkreuz gehen, den Bauch gegen-

spannen, als wollten Sie einen leichten Schlag abwehren –
Anspannung wahrnehmen – lösen – und nachspüren.

4. **Beine:** Gleichzeitig Gesäß, Oberschenkel und Waden anspannen, Füße hoch Richtung Kopf ziehen und alle Zehen
greifen lassen – Anspannung wahrnehmen – lösen – nachspüren.

Am Ende können Sie noch einmal den gesamten Körper in seiner Entspannung spüren – und eine Zeitlang genießen …

Wenn die PME schon ausgiebig geübt wurde und gut funktioniert, kann sie direkt in Ihrer Alltagsumgebung eingesetzt
werden – mit der Zeit werden Sie sogar ihren Einsatz mitten in
stressreich erlebten Situationen beherrschen. Es reicht dann,
alle vier Muskelgruppen der Arme, Gesichts-, Rumpf- und
Beinmuskulatur gleichzeitig (wenn es unauffällig sein soll,
natürlich ohne Gesichtsmuskulatur) anzuspannen. Wieder
7–10 s lang halten und Spannung spüren – langsam lösen und
30 s lang den Spannungsunterschied wahrnehmen. Die Übung
kann nach Bedarf wiederholt werden.

PME ist auch in alltäglichen Stresssituationen durchführbar

Praxistipp

Wenn Sie gelernt haben, an die Entspannungsübungen
gleichzeitig ein Signalwort zu koppeln, etwa „Entspannung!", „Ganz ruhig!" oder was Ihnen sonst gefällt, und dieses Signalwort – ähnlich wie ein Mantra – während der Entspannungsübung laufend wiederholt gesprochen wird, so
reicht nach einiger Zeit allein dieses Wort aus – ohne vorherige Anspannung der Muskulatur – um eine effektive Entspannung zu erreichen! So, wie manchmal automatisch das
Wasser im Munde zusammenläuft, wenn man an Zitronen
nur denkt …

Signalwort

Entspannungskurzformen sind sehr alltagspraktisch in Situationen, die eine kurze, unauffällige Entspannung erfordern,
z. B.:

- nach Ärgersituationen zum Abreagieren (z. B. im Straßen-
verkehr),
- in Wartesituation, um Zeit sinnvoll zu nutzen,
- wenn aufgrund von Zeitmangel Entspannung auf kurze
Pausenzeiten reduziert werden muss.

Ein wichtiges Ziel der PME liegt im Wiedererlernen des bereits
früher angesprochenen *Muskelsinns*. Idealerweise lässt sich
durch die progressive Muskelentspannung in jeder Situation
wieder spüren, wo Muskeln zu stark, zu unökonomisch anspannen, und es wird eine ganz gezielte Entspannung dieser

Muskeln gelernt. Während es anfangs der gesamten PME-Übungen bedarf, reicht später ein bewusstes Aufspüren von Muskelverspannungen; das Lockerlassen geschieht dann durch bloßes Erinnern (!) an das Entspannungsempfinden.

Übung 15: Konzentrative Entspannung

Gedankliche Hinwendung

Wenn eine ausreichende Erfahrung mit der progressiven Muskelentspannung vorliegt, kann Entspannung also schließlich auch über Konzentration, d. h. über die gedankliche Steuerung, erreicht werden.

> Die bekannteste Methode der konzentrativen Entspannung ist die des autogenen Trainings. Dessen Erlernen bedarf allerdings einer hohen Disziplin und muss gut umgesetzt werden. Diese Methode sollte deshalb unter Anleitung, z. B. in speziellen Kursen, erworben werden. Die Abbruchrate ist ansonsten sehr groß – und die Enttäuschung auch.

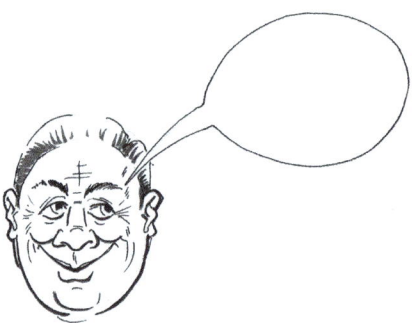

Allein die konzentrative, bewusste Hinwendung auf eine Körperregion kann das Gewebe dort entspannen, die Durchblutung steigern und das Vegetativum harmonisieren. Das wirkt insgesamt stärkend und schmerzlindernd.

Spannungs-Check

Im Folgenden wird ein *Spannungs-Check* vorgestellt, der gut in Alltagssituationen anwendbar ist, durchführbar vor dem Fernseher, in Pausen oder unterwegs. Auch hier führt mehrmals tägliches Üben am schnellsten zum Erfolg.

Durchführung   Zu Beginn und am Ende der Übung werten Sie das augenblickliche Schmerzniveau auf einer Skala von 0–10.

Finden Sie eine Ihnen angemessene Position und lockern Sie Ihren Körper [...].

Die Aufmerksamkeit vom Kopf bis zu den Zehen wandern lassen

Erleben Sie nun mental (in Gedanken) eine für Sie angenehme Situation [...]. Nach einer Weile gehen Sie mit Ihrer Aufmerksamkeit im Zeitlupentempo durch Ihren Körper, „scheibchenweise" von Kopf bis zu den Zehen [...]. Tun Sie das wirklich langsam und bewusst, sodass Sie in jeder Sekunde stoppen könnten. Erspüren Sie dabei, an welchen Stellen es Anzeichen gibt von Verspannung/Schmerz oder anderen Störfeldern wie Juckreiz, Druckgefühl … […]. So können Sie auch ermitteln, wo es „ungeliebte" Stellen oder Körperregionen gibt. Diese wieder zu integrieren ist besonders wichtig!

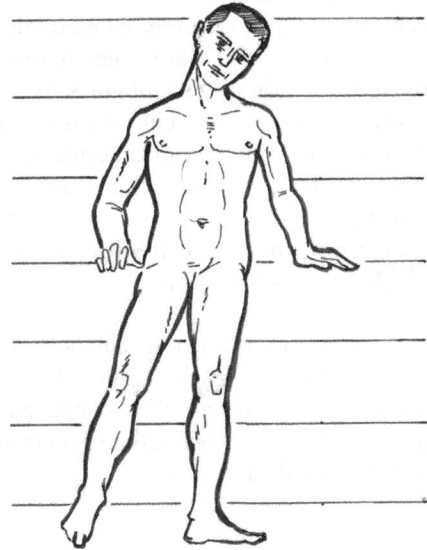

Konzentrieren Sie sich auf je eine Verspannungsstelle, verweilen Sie dort – und:

Verweilen an der Verspannungsstelle

1. Atmen Sie ganz gezielt dorthin. Die Einatmung soll so genau wie möglich die Schmerz-/Spannungsstelle treffen.
2. Dann schieben oder drücken Sie mit jeder Ausatmung virtuell den Schmerz weg, als solle er aus Ihrem Körper heraus gebracht werden.
3. Falls Reste von Verspannung an dieser Stelle bestehen bleiben, verweilen Sie einen Moment mit Ihrer Aufmerksamkeit. Heißen Sie sie so bereitwillig wie möglich willkommen, um sie dann mit freundlicher Haltung „hinauszubitten". Stellen Sie sich dann vor, wie die Anspannung mit jeder Ausatmung entweicht.
4. Anschließend schicken/setzen Sie ein angenehmes Körpergefühl an die vorher verspannte Stelle: z. B. Wärme, Kraft, eine Berührung etc. … Gerade das, was Ihnen jetzt guttäte.

Durch ein angenehmes Gefühl ersetzen

Wählen Sie dann die nächste verspannte, schmerzhafte Körperregion, und wiederholen Sie die Übung.

Zum Schluss verweilen Sie noch 2–3 min und spüren in Ihrem Körper nach.

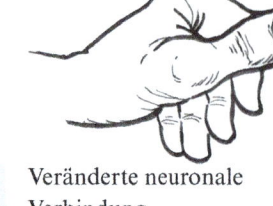

Veränderte neuronale
Verbindung

Übung 16: Entspannung durch Klopfakupressur

In diesem Abschnitt wird der Fokus auf den Schmerz mit seinen körperlichen und emotionalen Begleiterscheinungen gerichtet, während gleichzeitig bestimmte Punkte (Akupunkturpunkte) am Körper mit einem Ihrer Daumen gedrückt, geklopft oder gerieben werden.

Diese Technik kann eine veränderte neuronale Verbindung im ZNS bewirken, die neuen Erfahrungen bezüglich Schmerz und Emotionen Raum gibt und somit ein Schmerz-Umlernen ermöglicht. Außerdem entsteht ein intensives Beleben der Schmerzwahrnehmung in einer kontrollierten, also „ungefährlichen" Situation; reaktiv folgt eine Entspannung bzw. Schmerzlinderung.

Statt Schmerzen können so auch Stresssymptome oder belastende Gefühle behandelt werden.

Durchführung   Einleitend nehmen Sie eine Einwertung des gerade jetzt wahrgenommenen Unwohlseins/Schmerzes auf einer gedanklich vorgestellten Skala vor. Welche Zahl zwischen 0 und 10 (0 als kein, 10 als unerträglicher Schmerz) entspricht am besten Ihrem jetzt empfundenen Schmerz?

■ **Schritt 1**

Wahrnehmen und benennen

Nehmen Sie den Schmerz jetzt ganz bewusst wahr und beschreiben ihn so genau wie möglich: Versuchen Sie einen Namen, eine Überschrift oder eine Eigenschaft zu finden, die die Qualität ihres augenblicklichen Schmerzes am besten beschreibt.

■■ **Beispiel**

„Ein spitzer, glühender Schmerz, der mich seit einer Stunde ärgert und sehr wütend werden lässt."

Diese Empfindung versuchen Sie 1–2 min lang so intensiv wie möglich zu spüren.

■ **Schritt 2**

Ausgleichsformel

Finden Sie eine Ausgleichsformel (oder eine Affirmation, Übung 6) oder etwas, das Entspannung für Sie ausdrückt und Ihnen besonders guttäte.

■■ **Beispiele**

„Ich weiß, gleich ist der Schmerz überwunden." „Ich freue mich auf …" „Obwohl mich dieser Schmerz ärgert, akzeptiere ich ihn …"

Oder denken Sie z. B. an das Wärmekissen im Nacken, das jetzt guttäte; oder Sie erleben die Vorfreude auf eine Tasse Tee; oder könnten Sie etwa Schönes in Ihrer Umgebung genießen?

Erleben Sie diese angenehme Empfindung/Ausgleichsformel wiederum 1–2 min lang so intensiv wie möglich, und sprechen Sie sie – selbst mit übertriebener Betonung, innerlich oder hörbar – aus.

■ Schritt 3

Zusätzlich ist ein Akupunkturpunkt zu finden, er liegt zwischen Schlüsselbein und Schultergelenk. Ertasten Sie Ihr Schlüsselbein, wandern Sie dann zum oberen Anteil des Schlüsselbeins Richtung Schultergelenk. Der Akupunkturpunkt befindet sich kurz vor dem Schultergelenk am Übergang zum Brustmuskel. Er ist empfindlicher als seine Umgebung, trotzdem kann er recht kräftig behandelt werden.

Akupunkturpunkt finden

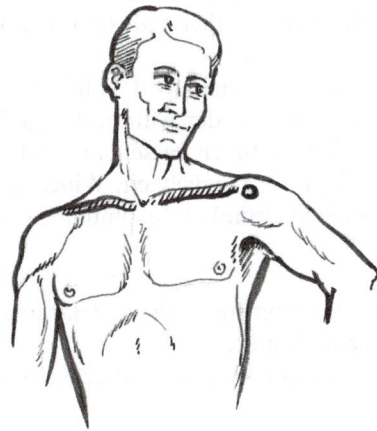

Dieser Punkt soll mit einem Ihrer Daumen während des ganzen Prozesses gedrückt, geklopft oder gerieben werden!

■■ Alternative

Mit den vier Fingerkuppen der dominanten Hand (meist rechts) die äußere Handkante der anderen Hand durch Klopfen oder Reiben bearbeiten.

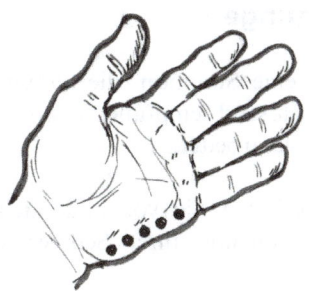

Schmerzwahrnehmung und
Affirmation im Wechsel

Schritt 1 und Schritt 2 werden im Wechsel kombiniert – empfinden Sie also zuerst innerlich das Problem so aktiv und intensiv wie möglich und anschließend Ihre als angenehm empfundene Situation bzw. Affirmation. Zur Verstärkung können Sie diese innerlich oder laut hörbar aussprechen.

Währenddessen halten oder klopfen Sie die ganze Zeit über Ihren gewählten Druckpunkt.

▪ Übungsabschluss

Es folgt eine erneute Einwertung des gerade jetzt wahrgenommenen Schmerzes auf der Skala von 0–10. Was hat sich verändert?

Schmerzsenkung um
mindestens 2 Skalapunkte

Der Schmerz sollte um mindestens zwei Skalapunkte gesunken sein. Ansonsten können Sie diesen Vorgang wiederholen, bis der Schmerz deutlich reduziert oder bestenfalls auf Null gefallen ist.

Widerstände

Wenn kein Erfolg spürbar wird, sollte eventuell eine veränderte Ausgleichsformel oder Affirmation gefunden werden. Diese sollte wirklich zu Ihnen passen, ansonsten entstehen innere Widerstände. Eine Möglichkeit, Widerstände zu verhindern, wäre eine eingeschränkte Zustimmung des Vorsatzes.

▪▪ Beispiel

„Auch wenn ich im Moment noch nicht daran glaube, so fühle ich … und freue mich auf …"

Kurzform

Nach einiger Übung können Sie eine Kurzform für Schritt 1 und 2 wählen.

▪▪ Beispiel

„Auch wenn ich noch diesen Schmerz habe, so freue ich mich doch auf …"

Oder noch kürzer: „Dieser restliche Schmerz – und ich freue mich auf …"

Übung 17: Entspannung durch Augenbewegungen

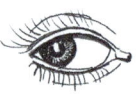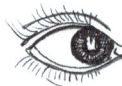

Auch hier wird eine Situation, die als unangenehm, angst- oder schmerzauslösend empfunden wird, intensiv wiederbelebt und dann verarbeitet.

Durchführung Nehmen Sie vor und nach jedem Übungsprozess eine Einwertung Ihrer Schmerzen auf der Skala von 0–10 vor.

Intensives Erleben

1. Nehmen Sie Ihren Schmerz genau wahr bzw. stellen Sie sich die problematische Situation gedanklich und emotional so intensiv wie möglich vor. Schauen Sie quasi auf

einem inneren Bildschirm: Was sehe […], höre […], rieche
[…], fühle […] ich genau?

2. Halten Sie in dieser Situation für 1–2 min inne und nehmen
   Sie sie währenddessen so bewusst wie möglich war.

3. Nun folgen für etwa 30 s kräftige Augapfelbewegungen
   ganz weit nach rechts und links bis in die Augenwinkel – im
   schnellen Wechsel. Alternativ können die Augen auch
   kreisförmig gerollt werden.

Pendelnde Augen-bewegungen

4. Anschließend führen Sie sich eine als angenehm erlebte Situation bzw. Empfindung vor Augen – sie kann erinnert
   oder in der Vorstellung konstruiert werden: Was fühlt sich
   jetzt gut an, was würde guttun? Nehmen Sie das wieder mit
   all Ihren Sinnen wahr.

5. Bewegen Sie nun wieder rasch und kräftig beide Augen im
   Wechsel nach links und rechts.

6. Nach etwa einer Minute sollten Sie nachspüren …: Wie
   fühlt es sich jetzt an […]? Was hat sich verändert?

Diese Technik kann eine veränderte neuronale Verbindung im
ZNS bewirken, die neuen Erfahrungen Raum gibt und ein
Schmerz-Umlernen ermöglicht.

Sie ist wenig aufwendig, kann leicht ausprobiert und sehr
gut im Alltag integriert werden.

Übung 18: Entspannung durch Schmerztoleranz

Diese Technik ist ein Muss für schmerzgeplagte Menschen!

Sie löst körperliche Verspannungen, harmonisiert wichtige
Akupunkturpunkte (des Blasenmeridians) und erhöht die
Schmerztoleranz. Das bedeutet, dass nicht nur muskuläre Verspannungen reduziert werden, sondern dass das gesamte
„Schmerzmeldezentrum" trainiert wird, sodass es viel später
aktiviert wird. Die Schmerzüberempfindlichkeit und infolge-
dessen die Erwartungsangst nehmen spürbar ab.

Was Sie als Hilfsmittel brauchen, ist lediglich einen Tennisball, der in zwei gleich große Hälften geteilt wird. Für Fortge-
schrittene sind dann zwei ganze Tennisbälle geeignet.

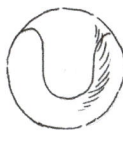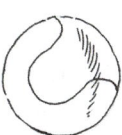

Durchführung Die Übung kann am besten im Liegen in der
Rückenlage durchgeführt werden, sie ist aber auch im Stand vor
einer Wand möglich. Nehmen Sie eine möglichst bequeme Position ein.

Nehmen Sie vor und nach dem Übungsprozess eine Einwertung Ihrer Schmerzen auf der Skala von 0–10 vor.

1. Günstig als Einstieg wäre eine Entspannungsübung. Wenn
   das unpraktikabel ist, reicht eine kurze Körperwahrnehmung
   der Berührungspunkte zwischen Körper und Auflage.

Körperwahrnehmung

Druckpunkte und
Atemlenkung

2. Legen Sie nun die beiden Tennisbälle bzw. Hälften symmetrisch je rechts und links unter das Gesäß und lassen sich behutsam darauf nieder. Bleiben Sie für mindestens 90 s so liegen und atmen in die schmerzhaften Stellen hinein.
3. Dann schieben Sie die Tennisbälle weiter nach oben an den untersten Teil der Wirbelsäule, symmetrisch je rechts und links, so eng wie möglich beieinander. Wieder sollten Sie 90 s lang diese Stellung beibehalten und bewusst dorthin atmen.
4. Sukzessive werden die Bälle ein paar Zentimeter weiter höher gelegt, je für mindestens anderthalb Minuten so gehalten und dorthin geatmet, bis Sie an der Halswirbelsäule angelangt sind. Natürlich dürfen Sie zusätzlich weitere schmerzhafte Stellen, z. B. im Schultergürtel- oder Lendenbereich, so bearbeiten.

Schmerz akzeptieren

Wenn Sie gelernt haben, den Schmerz zu akzeptieren (und die Tennisbälle können tatsächlich nichts kaputt machen!), dann bewirkt diese Akupressur sowohl eine Auflösung von schmerzhaften Verspannungen wie auch eine Toleranzsteigerung.

> Anfänglich kann es in den ersten Tagen zu einem Muskelkatergefühl kommen, das in der Regel aber nach 3–5 Tagen vergeht. Wenn diese Phase überwunden ist, werden Sie auf diese Übung nicht mehr verzichten wollen.

Entspannung durch Körperachtsamkeit und Sinneswahrnehmung

Hoher Stellenwert

Die Schulung von Körperachtsamkeit und Sinneswahrnehmung hat in der Schmerztherapie seit einiger Zeit einen hohen Stellenwert. Neurophysiologisch betrachtet kann achtsame Wahrnehmung sogar das „emotionale System" direkt hemmen. Das heißt: In einer Phase der Achtsamkeit kann Schmerz kaum gleichzeitig gespürt werden.

Bewusste Konzentration, besonders auf etwas Angenehmes, lenkt nicht nur weg von belastenden Gedanken und Schmerz, sie wirkt auch insgesamt ausgleichend, entspannend und erholsam.

Mit dem eigenen Körper
vertraut werden

Mit dem Spüren des eigenen Körpers gewinnen Sie außerdem die Fähigkeit, mit Ihrem Körper vertraut zu werden und sich in ihm (wieder) zuhause zu fühlen. Es fällt dann leichter, seinen Körper zu akzeptieren und ihn nicht ausschließlich sorgenvoll-ablehnend wahrzunehmen; Körperbewusstsein und Selbstvertrauen bedingen einander.

Normalerweise ist unsere Aufmerksamkeit nach außen gerichtet. Bewusstes Spüren als Innenwahrnehmung des Körpers, der Achtsamkeit von Gedanken, Gefühlen und Sinneswahrnehmungen müssen oft erst wieder entdeckt werden.

Bei allen Konzentrationsübungen ist es wichtig, das unmittelbare jetzige Befinden zu *erleben*, sich also nicht ausschließlich *gedanklich* zu erinnern.

Befinden erleben

Aufmerksamkeit wird so fokussiert, dass in diesem Moment nichts wichtiger erscheint als eben die augenblickliche Wahrnehmung.

Übung 19: Körperwanderung

Hier wird der gesamte Körper achtsam wahrgenommen, alle auftauchenden Empfindungen werden – ohne sie abzuwehren – „willkommen" geheißen. Wenn die Empfindungen, das Erlebte, sich eher unangenehm anfühlen, dann kann auch das achtsam zur Kenntnis genommen werden.

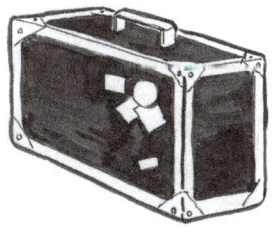

Durchführung Nehmen Sie vor und nach dem Übungsprozess eine Einwertung Ihrer Schmerzen auf der Skala von 0–10 vor.

Am besten ist es, Sie beginnen mit einer Entspannungseinleitung (Abschn. „▶ Einleitung der Entspannung").

Entspannungseinleitung

1. Konzentrieren Sie sich nun mit Ihren Gedanken auf die rechte Hand – versuchen Sie, den rechten Daumen zu spüren – den Zeigefinger – den Mittelfinger – den Ringfinger – den kleinen Finger –, und verweilen Sie jeweils dort […].

Rechter Arm

2. Lenken Sie dann Ihre Aufmerksamkeit auf den Handrücken – den Unterarm – den Ellenbogen –, und verweilen Sie jeweils einige Zeit […]. Atmen Sie ruhig und regelmäßig weiter […].
3. Wandern Sie weiter zum rechten Oberarm – zur rechten Schulter – am Schlüsselbein entlang nach innen zum Brustbein –, und verweilen Sie dort […].
4. Lenken Sie die Gedanken am linken Schlüsselbein entlang in die linke Schulter – verweilen Sie, wo immer es angenehm ist oder Sie einen Impuls dazu spüren […].

Linker Arm

5. Wandern Sie dann abwärts in den linken Oberarm – den Unterarm – bis zum Handrücken […]. Konzentrieren Sie Ihre Aufmerksamkeit nacheinander auf die einzelnen Finger […]. Der ganze übrige Körper bleibt dabei möglichst ruhig und entspannt […].
6. Richten Sie Ihre Aufmerksamkeit auf Ihre Körpermitte – dort hebt und senkt sich die Bauchdecke im Rhythmus des Atems […]. In der Tiefe spüren Sie die Wärme des Bauchraumes […]

Körpermitte

Beine

7. Gehen Sie dann abwärts in das rechte Bein: den Oberschenkel – den Unterschenkel – den Fuß –, und verweilen Sie jeweils, solange Sie möchten […].
8. Achten Sie dann auf den linken Fuß – auf die linke Wade – das Knie – den Oberschenkel – die linke Leiste […].

Zurück zur Körpermitte

9. Kehren Sie anschließend zurück zur Körpermitte. Spüren Sie nach: Macht sich Wärme – Schwere – Leichtigkeit – ein Kribbeln – … irgendwo bemerkbar […]?
10. Beenden Sie nun allmählich diese Übung – räkeln und strecken Sie sich ausgiebig – atmen Sie einige Male tief durch – öffnen Sie jetzt die Augen – und richten sich dann langsam auf.

Spüren Sie nach: Wie fühlt sich Ihr gesamter Körper jetzt an […]?

Übung 20: Der gute Ort

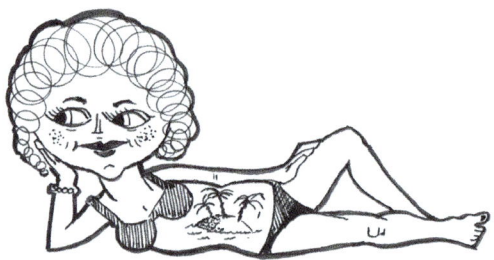

Entspannungseinleitung

Am besten ist es auch hier, dass Sie mit einer Entspannungseinleitung beginnen (Abschn. „▶ Einleitung der Entspannung").

Eine angenehme Körperstelle finden

Nehmen Sie vor und nach der Übung eine Einwertung Ihrer Schmerzen auf der Skala von 0–10 vor.
1. Fühlen Sie nun aufmerksam in Ihren Körper hinein. Wandern Sie ganz in Ruhe von den Füßen aufwärts über den Rumpfinnenraum bis hin zum Kopf, und suchen Sie behutsam und wohlwollend, wo es eine Stelle gibt, die sich jetzt gerade ganz gut anfühlt […].
2. Richten Sie Ihre Aufmerksamkeit einen Moment auf diese angenehme Stelle und lassen Sie das Körpergefühl auf sich wirken […].

Empfindung beschreiben

3. Versuchen Sie, die angenehme Empfindung irgendwie zu beschreiben: Es fühlt sich warm, sicher, leicht … an […].
4. Verweilen Sie mit Ihrer Aufmerksamkeit an dieser Stelle und fragen sich: Was ist das Beste, das Angenehmste an diesem Ort […]?

5. Spüren Sie das aufkommende Empfinden, bleiben Sie noch dabei, ohne etwas verändern zu müssen – und genießen es […]. Spüren Sie dann, ob dieses positive Empfinden sich etwas ausbreiten kann, vielleicht auf benachbarte Regionen oder sogar auf den gesamten Körper […].
6. Beenden Sie nun allmählich diese Übung – räkeln und strecken Sie sich ausgiebig – atmen Sie einige Male tief durch – öffnen Sie jetzt die Augen – und richten sich dann langsam auf […].

Spüren Sie nach: Wie fühlt sich Ihr gesamter Körper jetzt an […]?

Übung 21: Sinneskanäle

Über die verschiedenen Sinneskanäle nehmen wir die Welt wahr: Durch das Sehen, Hören, Riechen, Schmecken, Tasten, Bewegen und Körperempfinden gelangen Informationen und Interpretationen zum Organismus.

Die meisten Menschen benutzen bevorzugt 1–2 verschiedene Kanäle.

Erweiterung der Sinneswahrnehmungen

Die Reduktion auf eine oder wenige Sinneswahrnehmungen filtert allerdings andere aus, wir nehmen dann eingeschränkt und einseitig wahr. Eine Erweiterung der Wahrnehmungsmöglichkeiten macht flexibler, bereichert das Erleben und lenkt von Schmerzempfindungen ab.

Achten Sie einmal darauf, welcher Sinnestyp Sie sind: Durch welchen Kanal nehmen Sie Ihre Umwelt und Ihre Innenwelt auf? Welche Empfindungen erscheinen klar und leicht zu erinnern, und zu welchen Kanälen haben Sie wenig Bezug?

Welcher Sinnestyp sind Sie?

■ Visueller Sinn
Nehmen Sie Ihre Umwelt hauptsächlich sehend wahr, d. h. mit den Augen aufnehmend, sich innerlich ein Bild machend?

Auge

■ Auditiver Sinn
Nehmen Sie durch Hören und Zuhören wahr, erinnern sich gut an Gehörtes, hören auf Ihre innere Stimme?

Ohr

■ Geruchssinn
Werden Sie durch Gerüche aufmerksam, werden durch Gerüche erinnert?

Nase

■ Geschmackssinn
Liegt es Ihnen, Geschmack aufzunehmen und zu genießen?

Zunge

▪ Kienästhetischer Sinn

Körpergefühl

Was empfinden Sie? Haben Sie ein gutes Körpergefühl für Haltung und Bewegung, erleben stark körperlich Wohl- oder Unwohlgefühle?

Wollen Sie Ihre Sinneswahrnehmungen erweitern, so setzen Sie besonders die bei Ihnen eher schwach ausgeprägten Kanäle bewusst ein.

Durchführung   Überall, bei allen Tätigkeiten, kann man seine Umgebungen bewusst wahrnehmen. Am praktischsten geschieht das im normalen Alltag, z. B. auf dem Weg zur Arbeit, beim Warten, auf einer Reise, bei einer beruflichen Tätigkeit usw.

Folgende kleine Übungen – die auch imaginär, also in der inneren Vorstellung, durchgeführt werden können – helfen bei diesem Training:

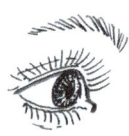

▪ Visueller Sinn

„Ich schaue mich genau um: Was gibt es alles zu sehen in meiner Umgebung? Wie sieht alles genau aus: die einzelnen Formen, die Farben, die Größen, die Oberflächen?

Was ist für mich das Schönste daran?"

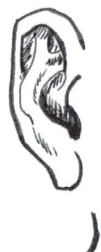

▪ Auditiver Sinn

„Welche Geräusche, Töne, Stimmen nehme ich wahr? Wie hört sich … in meiner Vorstellung an? Woran erinnert mich das?

Was gefällt mir gut daran?"

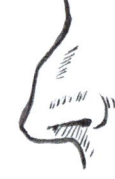

▪ Geruchssinn

„Ich nehme den Duft von … wahr. Wie riecht … in meiner Erinnerung? Woran erinnert mich das? Was empfinde ich dabei?"

▪ Geschmackssinn

Geschmack von … genau auf der Zunge zergehen lassen –: „Was kann ich wahrnehmen? Woran erinnert mich das?"

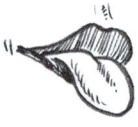

▪ Tastsinn

„Ich berühre und taste bewusst Dinge in meiner Umgebung – wie fühlen sich die verschiedenen Materialien an? Woran erkenne ich sie, worin unterscheiden sie sich? Woran erinnern sie mich?"

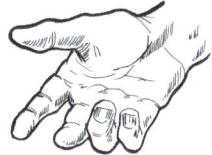

▪ Kienästhetischer Sinn

„Wie wirkt … auf mich – löst es ein wohliges oder eher ein unwohles Gefühl in mir aus? Welche Stimmung empfinde ich, wie fühle ich mich bei …? Was berührt mich?"

Übung 22: Der Apfel

Bei der folgenden Übung werden alle Sinneskanäle angesprochen, während Sie einen Apfel genauer wahrnehmen.

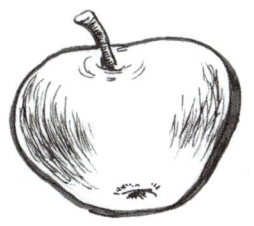

Mit allen Sinnen erfassen

Durchführung Ermitteln Sie vor und nach der Übung den Wert Ihrer Schmerzen auf der Skala von 0–10.

Legen Sie einen Apfel etwa 50 cm entfernt vor sich hin. Positionieren Sie ihn so, dass Sie ihn genau betrachten können. Ihre Aufgabe ist es nun, den Apfel mit möglichst allen Sinnen zu erfassen.

1. Konzentrieren Sie sich, und schauen Sie zunächst auf das Äußere des Apfels: Wie groß ist er? Welche Form hat er? Wie ist seine Schale beschaffen? Welche Farben entdecken Sie? Gibt es Besonderheiten wie Flecken, Dellen oder Einstiche? […]
2. Dann nehmen Sie den Apfel in die Hand und schließen die Augen. Spüren Sie sein Gewicht, wiegen Sie ihn leicht. Spüren Sie die Oberfläche und Form, und fühlen Sie, wie die Schale trotz starker Berührung weich nachgibt. Halten Sie den Apfel gegen eine Wange – wie kühl und glatt die Schale ist! Führen Sie ihn an die Lippen und berühren ihn. […]
3. Riechen Sie den frischen, süßlichen Duft? Nehmen Sie jetzt einen Biss von dem Apfel: wie schmeckt er, woran erinnert Sie der Geschmack? […]
4. Wie klingt das Geräusch beim Beißen in den Apfel und beim Kauen?
5. Wie ist die Empfindung im Mund? Wie gefällt es Ihnen? […]

Dann legen Sie den Apfel zurück und wiederholen Sie bei geschlossenen Augen alle Eindrücke erneut. Was hat *besonders* Ihre Aufmerksamkeit erregt: der bittere Geschmack eines aufgebissenen Apfelkernes; die Biegsamkeit seines Stiels oder …?

Praxistipp

Wenn Ihnen während der Übung überflüssige Gedanken kommen, schieben Sie sie für eine kurze Weile sanft zur Seite und konzentrieren sich dann erneut auf den Apfel.

Störende Gedanken sanft beiseite schieben

Übung 23: Berührungspunkte

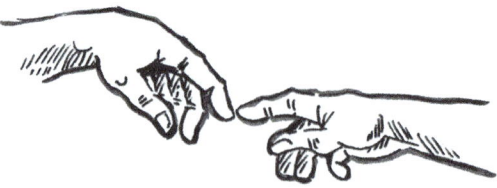

In dieser Übung werden die Sinne von Berührung, Körperkontakt und Innenwahrnehmung besonders angesprochen. Das ist eine ideale Möglichkeit zur Umlenkung der Aufmerksamkeit bei Schmerz.

Berührungskontakte

Körper, Kopf

Hände

Lippen

Durchführung   Ermitteln Sie vor und nach der Übung den Wert Ihrer Schmerzen auf der Skala von 0–10.

(D) Versuchen Sie im **Sitzen** für etwa zwei Minuten den Berührungskontakt zwischen Ihrem Gesäß und der Sitzfläche wahrzunehmen […]. „Wo ist die stärkste Druckbelastung – wie fühlt sich der Rest an […]? Wie viel von der Auflagefläche ist zu spüren – wo hört sie auf […]? Gibt es einen Unterschied zwischen der rechten und der linken Seite […]? Ist dieser Sitz mir so angenehm […], oder was sollte ich verändern?"

(E) Spüren Sie auf dem Rücken **liegend**: „An welchen Punkten berührt mein Körper die Unterlage […]? Wo sind die Fersen zu spüren – die eine Ferse verglichen mit der anderen […]? Die Waden – das Gesäß – das Kreuzbein – der Rücken –, wie viele Wirbel liegen auf dem Boden […]? Die Schulterblätter – wie verhalten sie sich zur Wirbelsäule – wie das eine Schulterblatt zum anderen? Die Schultern: Wie fühle ich den Abstand, den sie zum Boden haben […]? Der Kopf – wie fühle ich sein Gewicht und den Punkt, an dem er den Boden berührt […]? Wie nehme ich die Körperauflagefläche insgesamt wahr […]?"

(F) Legen Sie für etwa zwei Minuten beide **Handflächen** aneinander, so sanft wie möglich. „Was spüre ich […]? Wo sind Kontaktpunkte – wo ergeben sich Lücken […]? Kann ich die Berührung noch sanfter werden lassen – ohne den Kontakt zu verlieren […]? Und wie fühlt sich stärkerer/dann stärkster Druck an […]? Was ist mir am angenehmsten […]? Was würden meine Hände jetzt am liebsten tun […]?"

(G) Sie spüren für 2 min, wie sich Ihre **Lippen** berühren […]: „Wie stark oder sanft ist der Druck […]? Wie würde ich die Konturen meiner Lippen ohne Spiegel nachzeichnen […]? Wie wenig Berührung ist zu spüren, kurz bevor sich der Mund öffnet […]? Wie fühlen sich die Lippen von innen an, wenn meine Zunge an ihnen entlanggleitet […]? Wie verändert sich die Spannung meiner Lippen beim Lächeln […]?"

Entspannung durch Atmung

Die Atmung als teils bewusster, teils unbewusster körperlicher Vorgang ist immer auch ein Parameter für innere und äußere Anspannung. Bei Stress, Schmerz, Angst usw. atmen wir anders als im Zustand der Entspannung.

Umgekehrt kann Atmung dazu genutzt werden, das körperliche wie psychische Spannungsniveau zu beeinflussen. Dieser Erkenntnis bedienen sich viele Körper- und Entspannungsmethoden.

Atmung beeinflusst viele physiologische Vorgänge im gesamten Körper und natürlich auch im Schmerzgeschehen: Durchblutung und Sauerstoffversorgung werden angeregt, die Beweglichkeit des Gewebes erhöht sich, das vegetative Nervensystem harmonisiert sich – ebenso das körperlich-seelische Wohlbefinden.

Atmung beeinflusst die Vorgänge im gesamten Körper

Übung 24: Atemwahrnehmung

Bevor spezielle Atemtechniken eingesetzt werden, ist es ratsam, seine Atmung erst einmal gezielt wahrzunehmen. Allein das Achtsamsein dient oft schon einer enormen Entspannung und Schmerzlinderung.

Nehmen Sie sich Zeit. Lassen Sie „es" atmen, erzwingen Sie keine Veränderung!

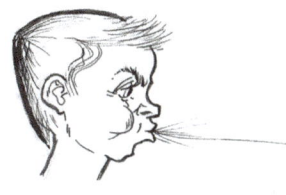

Durchführung Nehmen Sie vor und nach jedem Übungsprozess eine Einwertung Ihrer Schmerzen auf der Skala von 0–10 vor.

1. Nehmen Sie wahr, welchen **Weg** Ihre Atmung nimmt: Wie gleitet der Atem durch Nasenflügel, Nasenwurzel, Nasen-Rachen-Raum, Luftröhre, Bronchien bis hin in die Lunge, den Bauchraum […]? Beobachten Sie so genau wie möglich.   *Atemweg*

2. Welche Bereiche Ihres Körpers **bewegen** sich beim Atmen, welche mehr und welche weniger […]? Nehmen Sie die einzelnen Räume wahr – in vordere, hintere und seitliche Richtung: Spüren Sie die Bewegungen, das Heben und Senken des Brustkorbes, des Zwerchfells, der unteren Rippenbögen, des Bauchraums bis hin in die Beckenregion. Spüren Sie ebenso den Rücken, die Schultern in ihrer Bewegung […].   *Atembewegungen*

3. Beobachten Sie die **Einatmung** und die **Ausatmung im Wechsel**: Welche Phase dauert länger? Wann gibt es Atempausen? Wie viele Atemzüge (Ein – Aus – Pause) zählen Sie pro Minute […]?   *Atemrhythmus*

4. Welche **Qualität** hat Ihr Atem? Spüren sie die Frische, die Vitalität, die Leichtigkeit, die der Atem bringt […]?   *Atemqualität*

Übung 25: Spezielle Atemtechniken

Sanfte Atemmodulation

Wenn die Atemwahrnehmung gut gelingt, können Übungen zur sanften (!) Atemmodulation eingesetzt werden.

Ziel ist eine möglichst entspannte Atmung, deren Merkmale sind:
- weniger als 10 Atemzüge pro Minute in Ruheposition,
- eine Atempause zwischen der Ein- und Ausatmung,
- ein gleichmäßiger Rhythmus mit verlängerter Ausatmungsphase,
- die Atmung füllt zirkulär besonders den Bauchraum – bis hin in den Unterbauch.

Die Übungen beruhigen, entspannen, fördern die Konzentration und wirken schmerzreduzierend. Schon etwa 20 sanft gelenkte Atemzüge lindern oder lösen Schmerzen in der Regel auf.

Folgende Techniken können als spezielle Übungen durchgeführt oder in passende Alltagstätigkeiten integriert werden. Dabei ist es nicht notwendig, alle aufgeführten Einzelübungen zu praktizieren. Suchen Sie sich diejenigen heraus, die Ihnen am besten liegen.

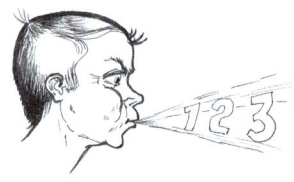

Durchführung Zu Beginn und am Ende der Übung werten Sie das augenblickliche Schmerzniveau auf einer Skala von 0–10.

Wenn möglich, wählen Sie eine bequeme Haltung in Sitz- oder Rückenlage, die Hände leicht auf den Bauch gelegt, das Weiten und Senken des Rumpfes spürend.

■ **Zilgrei-Atmung**

Einatmung 3 Zeitschläge, Ausatmung 3 Zeitschläge

1. Man beginnt mit einer ruhigen Einatmungsphase durch die Nase – dabei wird bis 3 gezählt.
2. Es folgt eine Atempause über 3 Zeitschläge (dabei den Atem nicht stocken oder gar pressen).
3. Die darauf folgende Ausatmung geschieht durch den fast geschlossenen Mund (Lippenbremse), währenddessen wird von 3 rückwärts auf 1 gezählt.
4. Es schließt sich eine Atempause an, dabei wieder bis 3 zählen.

Ein Atemzyklus umfasst also: Einatmung – Pause – Ausatmung – Pause.

Dieser Atemzyklus soll mehrmals wiederholt werden. Dann spüren Sie nach: Wie fühlt es sich jetzt an?

Wie lange ein Zeitschlag ist, bestimmen Sie selbst. Mit zunehmender Übung kann auf 5 oder 7 Zeitschläge gesteigert werden.

■ **Seufzen**

Seufzen Sie so laut, wie es die Situation erlaubt, dabei können Sie sich innerlich tiefer und tiefer fallen lassen. Wiederholen Sie dies mehrmals. Ebenso tief entspannend wirkt das Gähnen. Provoziert werden kann es durch ein Zunge-nach-hinten-einrollen oder durch die Vorstellung, eine große Frucht im Schlund zu haben. Das löst den ganzen Körper und besonders die Muskulatur im Kiefer- und Nackenbereich.

Seufzen und Gähnen lösen Verspannungen

■ **Kontaktatmung**

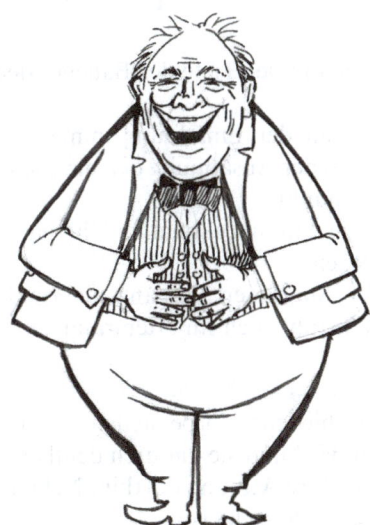

1. Legen Sie zunächst je rechts und links die Hände seitlich in die Taille. Anschließend wiederholen Sie das je auf dem Bauch – auf der Lendenwirbelsäule – auf dem Brustbein – oder am Rippenkorb. Probieren Sie verschiedene Bereiche aus.
2. Steigern Sie allmählich den Druck Ihrer Hände, und atmen Sie in diesen Druck hinein – als wollten Sie die Hände „wegatmen".
3. Wiederholen Sie das mehrmals, und spüren Sie anschließend ohne Handkontakt nach.

Druck allmählich steigern

- **Spiralatmung**

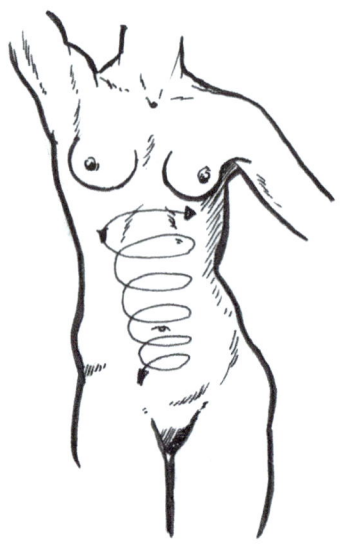

1. Stellen Sie sich in der Tiefe des Bauches den Anfang einer Spirale vor.

Die Atmung im Bauchraum kreisen lassen

2. Diese dreht mit der Einatmung immer größere Kreise – und nimmt bei der Ausatmung den gleichen Weg zurück an den Anfangspunkt.
3. Lassen Sie die Atmung einmal im Uhrzeigersinn „drehen", einmal dagegen.
4. Wiederholen Sie diesen Vorgang mehrmals, dann spüren Sie nach: Wie fühlt sich Ihr Atemraum jetzt an?

- **Bewusstmachung von Körperregionen**

Reiben Sie verschiedene Körperstellen, bis dort eine gewisse Wärme erzeugt wird und sie dadurch deutlich zu spüren sind. Dann lenken Sie Ihre Atmung dorthin. Nehmen Sie sich nach und nach folgende Bereiche vor.

Rechter Arm

1. Beginnen Sie Ihre Streichungen mit der linken Hand, damit reiben Sie nacheinander ab – die rechte Schulter – die rechte Hals-Nacken-Seite – den rechten Oberarm – den rechten Unterarm – die rechte Hand.

Linker Arm

2. Das Gleiche führen Sie dann mit der rechten Hand auf der anderen Körperseite durch.

Übrige Körperregionen

3. Anschließend können Sie den Bauch – den Lendenbereich – je das rechte und linke Bein – den Kopf abreiben und Ihren Atem dorthin lenken.

Spüren Sie an den behandelten Regionen jeweils die entstandene Wärme und Entspannung für etwa 30 s nach.

■ **Schmerzspitze treffen**

Stellen Sie sich vor, die Einatmung hätte einen Anfang, z. B. in Form einer kleinen Kugel oder als kleine Spitze.

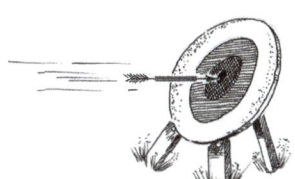

1. Diese Spitze soll mit jeder Einatmung genau zum Schmerz-punkt – noch genauer: zum schmerzhaftesten Punkt im Schmerzgebiet – hingelenkt werden, sie soll ihn quasi mög-lichst genau treffen.
2. Dann, mit jeder Ausatmung, lassen Sie die Spannung aus dem Körper/aus der Schmerzstelle hinausfließen und ein wenig von den Schmerzen mitnehmen.
3. Spüren Sie nach – was hat sich verändert?

Diese Übung kann eine enorme Entspannung und Schmerz-reduktion in diesem Gebiet bewirken.

■ **Kraft spüren**

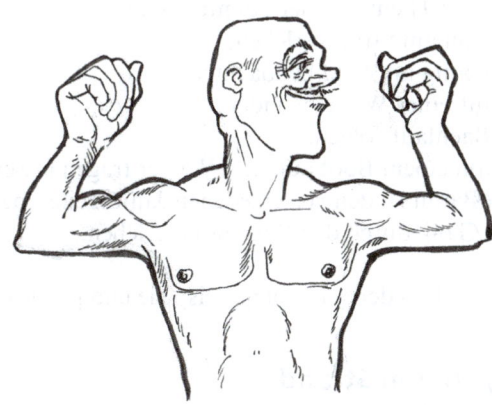

1. Machen Sie sich bewusst, wie bei jeder Einatmung Sauer-stoff, Kraft, Energie, Frischegefühl aufgenommen wird und in den Körper hineinfließen.   Einatmung
2. Bei der Ausatmung spüren Sie intensiv die Verteilung des   Ausatmung
   Sauerstoffs/der Kraft/der Energie im Körper und gleich-zeitig die Abgabe von Verbrauchtem, Überflüssigem an die Außenwelt.
3. Wiederholen Sie die Sequenz mehrmals und spüren dann nach: Wie fühlen Sie sich jetzt?

❯ Sollten während der Atemübung Schwindelgefühle oder Unwohlsein entstehen, so schwenken Sie einfach von der Atemübung um auf den gewohnten Atemrhythmus. Dann normal weiteratmen – und es später erneut versuchen.

Entspannung durch Fantasiereisen

Bildhafte Vorstellungsübungen – als eigenständige Übungen oder als Baustein anderer Techniken – vertiefen die Entspannung, unterstützen physiologische und psychovegetative Prozesse des Körpers, und sie stärken das positive Erleben. Sie bedürfen einer gewissen Übung, wirken dann aber sehr schmerzlindernd.

Stellen Sie sich eine schöne Situation bildlich vor

Dabei werden Fantasiebilder oder bildhafte Erinnerungen innerlich vorgestellt und so intensiv wie möglich mit allen Sinnen erlebt. Hilfreich ist es, wenn vorher eine andere Entspannungsmethode oder Körperwahrnehmung durchgeführt wird.

Man kann dabei an real erfahrene Landschaftsbilder anknüpfen, sich an geführten Vorgaben orientieren oder sich gänzlich eigene Räume und Orte kreieren.

Mögliche Themenbilder könnten sein:
- Situation am Strand erleben,
- Umgebung im Wald beobachten,
- sich auf einer Wiese befinden,
- dem Bachlauf folgen,
- sich von einem Boot auf dem Wasser tragen lassen,
- einen Baum zu den verschiedenen Jahreszeiten betrachten,
- einen Gang durch den Regenwald erleben.

Wählen Sie eines der genannten Beispiele und probieren es aus.

Übung 26: Am Strand

Erleben Sie eine geführte Situation am Strand.

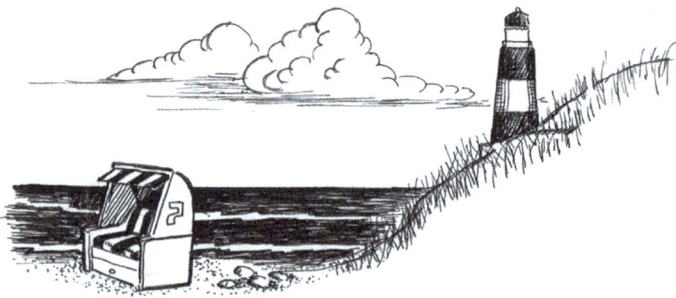

Durchführung   Zu Beginn und am Ende der Übung werten Sie das augenblickliche Schmerzniveau auf einer Skala von 0–10.

Suchen Sie sich eine passende Position, vielleicht im Liegen oder Sitzen. Machen Sie es sich bequem und schließen sie dann Ihre Augen [...].

Entspannen Sie sich durch eine Ihnen angenehme Entspannungstechnik […].

Entspannungseinleitung

Stellen Sie sich nun vor: Sie befinden sich an einem ruhigen, einsamen Strand. Es ist ein warmer, sonniger Tag, und Sie spazieren am Strand entlang […]. Sie spüren den warmen Sand zwischen Ihren Zehen […]. Sie fühlen die angenehm warme Sonne auf Ihrer Haut […]. Sie atmen die frische, salzhaltige Seeluft ein […]. Sie betrachten den Himmel, die Farbe, die ziehenden Wolken […]. Sie gehen zum Wasser und waten darin. Fühlen Sie das angenehm kühle Wasser […], die leichte Brise auf Ihrer Haut […]. Hören Sie, wie sich die Wellen am Strand brechen […]. Setzen Sie sich auf einen Fels und schauen Sie weit auf das Meer hinaus […]. Sehen Sie, wie das Licht auf den Wellen tanzt […], wie die Brandung gleichmäßig hereinrollt […], hören Sie das Rauschen […], und spüren Sie das ruhige, entspannte Gefühl, das dieser Anblick in Ihnen auslöst […].

An einem warmen, sonnigen Strand …

Genießen Sie es eine Zeitlang […].

Kommen Sie dann allmählich zum Ende und in den hiesigen Raum zurück […], recken und strecken sich […] und öffnen Sie dann Ihre Augen […]. Sie bleiben frisch und entspannt …

… können Sie völlig entspannen

(Aus: Wagner-Link 2005)

Wie fühlt es sich jetzt an in Ihrem Körper […] – welchen Wert markieren Sie auf die Schmerzskala? Sie können noch eine Weile nachspüren und genießen …

Übung 27: Wasserfall

Das folgende Übungsbeispiel thematisiert eine Situation rund um einen Wasserfall.

Durchführung Ermitteln Sie vor und nach der Übung den aktuellen Wert Ihrer Schmerzen auf der Skala von 0–10.

Zum besseren Gelingen kann vorher eine Entspannungsmethode, eine Atemtechnik oder Körperwahrnehmung hilfreich sein.

Entspannungseinleitung

Nachdem Sie im eigenen Rhythmus in eine tiefe Entspannung gegangen sind, um sich wohl zu fühlen […], können Sie sich vorstellen, einen warmen Wasserfall in einem warmen Land aufzusuchen […]. Achten Sie einmal auf das plätschernde oder leicht tosende Geräusch in der Nähe des Wasserfalls […] Und bevor Sie sich dorthin begeben, beachten Sie zunächst den Bach, der das Wasser abführt […]. Gehen Sie zu dem Bach, tauchen Sie Ihren Fuß hinein, um festzustellen, dass das Wasser angenehm warm/kühl ist […].

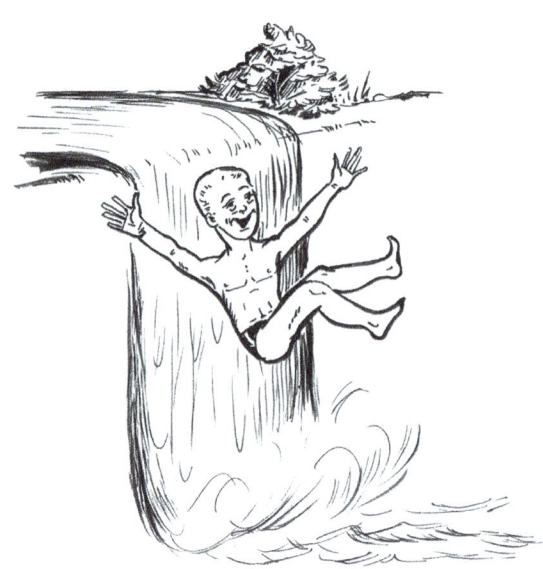

Spüren Sie den angenehmen Wasserfall …

Dann bewegen Sie sich in Richtung Wasserfall, Sie stellen sich direkt darunter und spüren, wie angenehm warm das Wasser auf Ihren Kopf fällt und ihn massiert […], vielleicht so, als ob Sie zu Hause unter der Dusche stünden […]. Halten Sie den Mund leicht geöffnet, um ausreichend Luft zu bekommen – atmen Sie ruhig aus und ein […]. Spüren Sie, wie nicht nur Ihr Kopf, sondern auch Ihre Schultern durch den Wasserfall massiert werden […]. Genießen Sie die Wärme draußen in der freien Natur […]. Wie tief stehen Ihre Beine im Wasser? Bis zu den Knien, bis zu den Oberschenkeln […]? Möchten Sie noch ein wenig verweilen […]? Wenn Ihr Körper heiß ist, erfährt er hier eine leichte Kühlung – unter dem warmen Wasserfall – und wenn Ihr Körper friert, erhält er hier eine angenehme Wärme, in der er sich richtig erholen kann […].

… der Sie entspannt und erfrischt

Und vielleicht achten Sie darauf, wie aus dem Wasser, in dem Sie stehen, eine wohltuende Frische aufsteigt […]. Sie verbreitet ein angenehm kräftigendes Gefühl, sodass Sie lockerer und leichter werden, sich entspannen […].

Vielleicht entsinnen Sie sich, wie Sie früher einmal wirklich angenehm gebadet haben, als es Ihnen richtig gut ging und Sie sich kräftig und entspannt zugleich gefühlt haben […].

Nehmen Sie den Kopf unter dem Wasserfall einmal hoch, sodass Sie klar geradeaus sehen können, und trinken Sie einen Schluck des erfrischenden Wassers […]. Sie spüren diese Frische, wie sie sich in Ihrem Körper verteilt. Genießen sie die Frische […]!

Nehmen Sie mit, was angenehm war

Beenden Sie nun langsam diese Übung, und verabschieden Sie sich in Ihrem Tempo von den inneren Bildern: Sie treten aus dem Wasserfall heraus und lassen sich trocknen, von warmen, angenehmen Sonnenstrahlen [...]. Das, was Sie brauchen konnten, nehmen Sie mit, das Unbrauchbare wurde durch das Wasser fortgespült [...].

(Aus: Bökmann 2001)

Spüren Sie noch einen Moment nach – und genießen Sie ...

Selbsthypnose – Tiefenentspannung

Hypnoseverfahren zählen zu den ältesten Methoden psychologischer Schmerzkontrolle. Der Begriff *Hypnose* ist gefühlsmäßig ganz unterschiedlich besetzt. Ihm haftet etwas Mysteriöses, Unbekanntes oder Unglaubwürdiges an, oft gefördert durch sensationsheischende Vorführungen in den Medien. Diese Art von Hypnose ist hier nicht gemeint. In der medizinisch-psychologischen Anwendung von (Selbst-)Hypnose geht es im Wesentlichen um die Stärkung der Intuition, des Unterbewussten. Demgegenüber herrscht im Alltagsbewusstsein eher das rationale, kritische, logische Denken vor.

Hypnose als altbewährte Schmerzkontrolltechnik

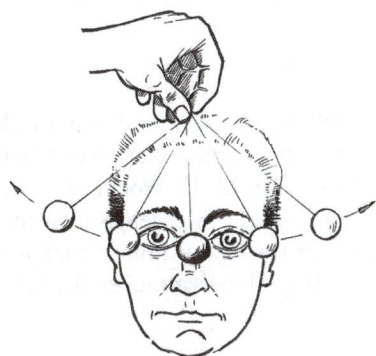

Dabei wird eine konzentrierte Aufmerksamkeit auf einige wenige innere Vorgänge gelenkt, die dann umso intensiver erlebt werden. Denken und Erleben sind in diesem Zustand Veränderungen leichter zugänglich, ohne dass man jedoch die Kontrolle über sich oder sein Denken verliert! Es ist vielmehr so, dass sich die Hirnaktivität beruhigt und man sich mental wie körperlich besonders intensiv entspannt fühlt – etwa so wie kurz vor dem Einschlafen.

Aufmerksamkeitsfokus

Eine Hypnoseübung setzt sich aus verschiedenen Elementen zusammen, dazu gehören:

Die Einleitung und deren Vertiefung. Das ist der Weg in eine wohltuende Entspannung.

Tranceinduktion

Bildhafte Vorstellungen

Imaginationen sind innere Vorstellungsbilder, die möglichst viele Sinne ansprechen und positiv erinnerte Emotionen erleben lassen. Dies ist der Teil, in dem innere Ressourcen aktiviert und individuelle Lösungsmöglichkeiten entdeckt werden. Das stellt ein Gegengewicht zu den erlebten Schmerzen und Problemen dar.

Intensivierung der Wirkung

Posthypnotische Suggestionen sind Gedanken oder Verhaltenshinweise, die der Hypnose positiv nachwirken sollen.

Zurücknahme

Ausleitung ist die Phase der Beendigung und Zurücknahme der Tiefenentspannung.

Die Wirksamkeit von Hypnose in der Schmerztherapie ist wissenschaftlich sehr gut belegt! Die Erfolge können tatsächlich erstaunlich sein. Innerhalb des hypnotischen Zustands kann es bis zur Schmerzfreiheit kommen, sodass über Hypnose eine echte Schmerzpause geschaffen werden kann. Das ist für viele Patienten sonst nur mit Schmerzmedikamenten zu erreichen.

> Nur sehr wenige Menschen erreichen den hypnotischen Zustand nicht. Am besten gelingt dies, wenn vorher intensiv Entspannung geübt wurde.

Kontinuierliches Üben ist nötig

Auch wenn die Selbsthypnosetechnik gut anschlägt, so ist für einen anhaltenden Erfolg kontinuierliches Üben unbedingt erforderlich. Anfangs (für 12–18 Wochen) sollte täglich 2- bis 3-mal für je 10–20 min geübt werden. Später reicht die Anwendung einmal täglich für ca. 10 min – oder nach Bedarf. Oft wenden Patienten bei Schmerzattacken die Übungen freiwillig an.

▪ Rahmenbedingungen

Die Umgebungsbedingungen sind ähnlich denen der Entspannung.

Wählen Sie einen gemütlichen Platz in einem ungestörten Raum, und finden Sie eine bequeme Position, meist im Liegen oder Sitzen. Nehmen Sie sich Zeit! Günstig ist es, die Durchführung an eine bestimmte Tageszeit zu koppeln (z. B. immer nach dem Essen …).

Sprechen Sie die nachfolgenden Texte entweder vorher auf ein Aufnahmegerät, oder erinnern Sie sich stückweise und sprechen sich selbst vor. Sprechen Sie langsam, fast monoton, und legen Sie Pausen […] ein.

Übung 28: Selbsthypnose

Vor jeder Übung stehen immer das Auswählen einer Schmerzstelle und die Einschätzung des wahrgenommenen Schmerzniveaus auf einer realen oder gedachten Skala von 0–10. An
jede Übung schließt sich eine erneute Einwertung an, Sie erkennen dann gut die Unterschiede.

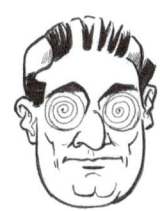

Durchführung   Wenn irgend möglich, berühren Sie mit einer
Hand die schmerzende Stelle mit einem Ihnen angenehmen
Druck. Ist das nicht möglich, stellen Sie sich eine solche Berührung gedanklich vor und „empfinden" Sie den Körperkontakt
mit der Schmerzstelle.

Oder, wenn der Schmerz z. B. am Rücken ist, so können Sie   Berührungskontakt
Ihre Hand auch auf der genau gegenüberliegenden Bauchseite
positionieren.

■ **Schritt 1: Tranceeinleitung**

Die Herbeiführung und Vertiefung der hypnotischen Trance   Entspannungseinleitung
sind mit unterschiedlichen Techniken zu erreichen.

Zunächst ist meist die Konzentration auf einen Gegen-
stand oder Punkt gefordert. Nehmen Sie sich einen Zielpunkt
in ca. 40–50 cm Entfernung und schauen Sie darauf. Die
Augen werden durch dieses Fixieren bald so müde, dass sie
sich dann von selbst schließen. Wenn Ihnen das unangenehm
ist, dann stellen Sie Ihre Augen einfach auf „weit sehen".

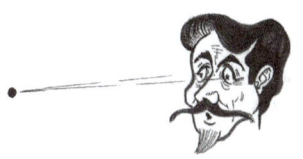

Führen Sie sich in einen entspannten Zustand, und wählen
Sie dazu eine Ihnen geläufige Entspannungsmethode (z. B.
progressive Muskelentspannung) oder folgender „Bodyscan"
als Körperwahrnehmungsübung:

„Ich nehme meinen Körper wahr, genau dort, wo er
Kontakt zur Unterlage hat […].

Wie liegen meine Beine – wo liegen sie auf […]? Wo liegt
mein Becken […], das Gesäß […] und der Rücken […] – an
welchen Stellen hat die Wirbelsäule Kontakt mit dem Boden/
der Lehne […]? Sind die Schultern locker, ist der Bauch entspannt – ich spüre dem nach […]. Wo liegen meine Arme auf
[…]? Wie ist der Kopf zum Rumpf positioniert […]? Ich spüre
eine Weile nach […]."

■ **Schritt 2: Trancevertiefung**

In dieser Phase wird die bisher erreichte Trance weiter vertieft.   Tiefenentspannung
Dies geschieht am besten durch eine – gedachte oder laut ge-
sagte – Aufforderung zur mentalen Entspannung und durch
innere Bilder.

Wählen Sie einen der folgenden Bausteine:
1. „Ich bin schon wesentlich entspannt und kann die Entspannung überall im Körper spüren […].“
2. „Ich nehme Abstand von den Dingen und genieße meine Zeit […].“
3. „Ich gehe in eine noch tiefere Entspannung, indem … (wählen Sie eines der vier folgenden Beispiele und setzen Sie das für Sie passende ein:)
   – ich mir vorstelle, einen Ball in die Luft zu werfen […] – und wieder aufzufangen […], immer wieder […], ich werfe den Ball immer höher […], mit jedem Mal gelingt es, die Entspannung zu vertiefen […];
   – ich mit jeder Ausatmung abgebe […] und tiefer entspannen kann […];
   – ich mir vorstelle, eine Treppe hinabzusteigen […], auf jede Stufe darf ich etwas ablegen, was mich momentan belastet, mit jeder tiefer führenden Stufe vertieft sich auch meine Entspannung […];
   – ich mich erinnere an einen besonders sympathischen Ort, ein Wohlfühlort […].“

„Ich schaue mich nun genau um, nehme diesen Ort achtsam mit allen Sinnen wahr: Was ich sehe […], was ich höre […], welchen Geruch oder Geschmack ich empfinde […], wie ich mich jetzt fühle […]. – Ich kann diesen Ort in meiner Vorstellung verändern, bis er mir ganz und gar gefällt […].“

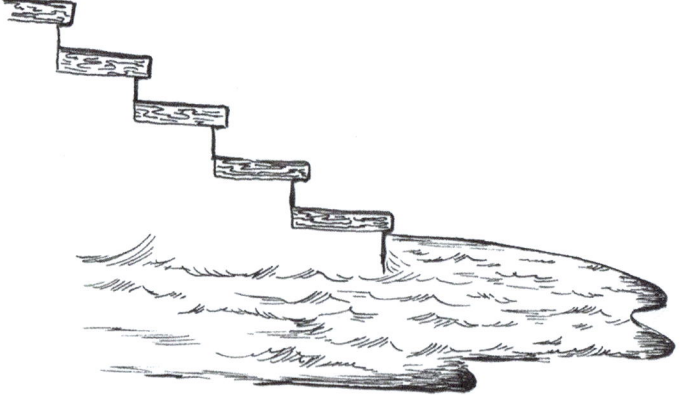

■ **Schritt 3: Imaginationen/Suggestionen**

Hypnose im engeren Sinne

In dieser Phase beginnt Hypnose im engeren Sinne. Die Konzentration wird jetzt besonders auf die eigenen Ressourcen sowie auf lösungsorientierte Bilder und Situationen gelenkt.

Die Imaginationsbausteine sind gesondert im späteren Abschn. „▶ Module: Imaginationen/Suggestionen“ dargestellt.

Setzen Sie also einen der genannten Modulvorschläge in dieser Phase hier ein.

▪ Schritt 4: Posthypnotischer Auftrag

Ein posthypnotischer Auftrag soll bewirken, dass die Hypnoseeffekte auch im Alltag noch nachwirken. Ein positiv formulierter Satz (ein Auftrag) soll in der problematischen Situation an die Hypnoseintention erinnern und eine realistische Handlung ermutigen. Ein solcher Satz wird oft mit: „Immer wenn …, dann …" verknüpft.

Ein positiv formulierter Satz

Etwa: *„Immer wenn* ich in Zukunft diesen Schmerz wahrnehme, *dann* fallen mir die für mich richtigen Hilfsmaßnahmen ein."

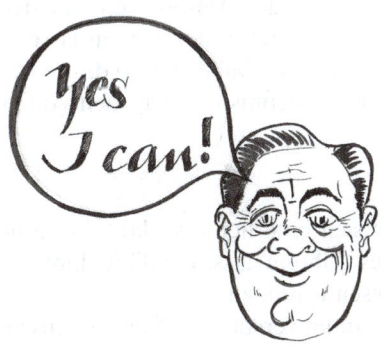

Wählen Sie eines der weiteren, für Sie passenden Beispiele und setzen Sie entsprechend ein. Denken oder sprechen Sie den Satz dann laut:

▪▪ Beispiele

- „Immer wenn ich diese Schmerzen im Rücken spüre, dann erinnere ich mich an die Entspannungswirkung und fühle die Ruhe und Wärme und Gelöstheit."

  Beispiele
- „Ich kann spüren, welche Signalfunktion mein Schmerz hat. Ich ändere meine innere oder äußere Haltung und finde eine praktikable Handlungsalternative."
- „Ich kann spüren, wie sich im Rückenmark die Schmerztore schließen, sobald ich/mein Gehirn den Befehl dazu gebe. Ich spüre dann diese angenehme Wärme."
- „Ich fühle eine Kabelverbindung von der Schmerzstelle über den Wirbelkanal bis zum Gehirn, wo es einen Ein-Aus-Schalter für Schmerzen gibt, den ich bedienen kann.
- Ich bitte mein Unbewusstes um konstruktive Bearbeitung und um Lösungen für […]."

Probieren Sie die verschiedenen Vorstellungen aus, und suchen Sie dann die für Sie passende heraus, mit der Sie zukünftig in Schmerzsituationen arbeiten wollen.

> Der von Ihnen gewählte Satz muss für Sie richtig und stimmig sein, es macht wenig Sinn, wenn Sie innere Widerstände verspüren! Auch dauert es einige Zeit, bis er sich gut verinnerlicht hat und für Sie offensichtlich wirksam wird.

■ Schritt 5: Beenden

Rücknahme

In dieser Phase geht es um das Beenden der Hypnose und ein Wiedereintreten in die „reale" Situation. Die Muskulatur und das Vegetativum müssen von Entspannung wieder auf Aktivität umschalten, sonst können Müdigkeit und ein Gefühl von Kreislaufschwäche die Folge sein.

Wenn Tiefenentspannung vor dem Einschlafen durchgeführt wird, kann die Zurücknahme natürlich entfallen.

Man beginnt mit der Aufforderung an sich selbst, Bilder und Empfindungen jetzt hinter sich zu lassen und zurückzukehren in diesen Raum. Dabei dürfen die angenehmen und bedeutsamen Tranceerlebnisse mit in den Alltag übernommen werden.

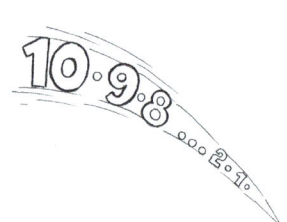

Durchführung

1. Geben Sie sich innerlich oder laut die Aufforderung: „Ich beende diese Übung, lasse die Bilder hinter mir und komme jetzt in diesen Raum zurück."
2. Achten Sie dann verstärkt auf die Geräusche und die Temperatur Ihrer jetzigen Umgebung. Konzentrieren Sich auf die verschiedenen Auflagepunkte des Körpers auf der Unterlage und spannen dabei die Muskulatur jeweils kurz an.
3. Betonen Sie mehrmals die Einatmung – mit jeder Einatmung werden Sie wacher!
4. Zählen Sie energisch rückwärts von 10 auf 1 – bei 1 sollten Sie ganz wach sein. Oder Sie stellen sich eine imaginäre Treppe vor, die Sie hinaufsteigen – und mit jeder Stufe erreichen Sie mehr Wachheit und Klarheit.
5. Sie können sich anschließend noch ausgiebig räkeln, um angenehm wach zu werden.
6. Warten Sie eine paar Minuten, wenn Sie anschließend hoch konzentriert arbeiten oder Auto fahren müssen, bis der Körper wieder ganz auf Aktivität umgeschaltet hat.

Zum Schluss hilft die Kurzformel aus dem autogenen Training: „Arme fest anspannen, Atmung tief, Augen öffnen." Dann öffnen Sie Ihre Augen – und wenn Sie wollen, lächeln Sie …

Module: Imaginationen/Suggestionen

Die in den nun folgenden Übungen 29–33 beschriebenen Bausteine können im Schritt 3 der Selbsthypnose (Übung 28) als Imaginationen bzw. Suggestionen eingesetzt werden. Wählen Sie die für Sie passende Variante.

Übung 29: Schmerzgestalt

Wenn wir uns Schmerz bewusst machen, ihm eine Form oder einen Namen geben, ihn genau beschreiben, verliert er seine diffuse Wirkung. Wir erleben Kontrolle über ihn und steigern das Gefühl von Selbstwirksamkeit.

Dazu nehmen Sie den Schmerz in seiner ganzen Form und Qualität so präzise wie möglich wahr und finden visuelle, auditive, körpersinnliche Assoziationen aus früher gemachten Erfahrungen: Was sehe ich – was höre ich – wie fühle ich mich dabei – woran erinnert mich das?

Bei allen erlebten Empfindungen verweilen Sie am besten einen Moment (ohne sie sofort vertreiben zu wollen), dann können Sie bemerken, wie sich die Wahrnehmung allmählich verändert.

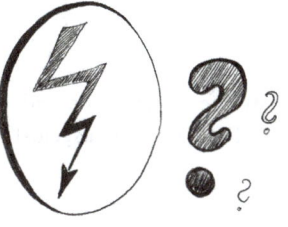

Durchführung   Bewerten Sie Ihr aktuelles Schmerzniveau auf der Skala von 0–10.

Wenn möglich, nehmen Sie mit einer Hand Kontakt auf mit der Schmerzstelle.

„Ich konzentriere mich jetzt auf die von mir gewählte Schmerzstelle […]. Ich schaue innerlich dorthin und versuche meinen Atem genau dorthin zu lenken […], ich versuche die Schmerzspitze so genau wie möglich zu treffen […].

Atemlenkung

Zuerst konzentriere ich mich auf die **Größe** und Ausdehnung des Schmerzgebietes [...]. Wenn ich mit Kreide auf einer Tafel die Umrisse dieses Areals zeichnen sollte, würde sich folgende **Form** oder Gestalt daraus ergeben [...].

Finden Sie visuelle, auditive und körpersinnliche Assoziationen

Ist diese Form klar umrissen oder eher diffus spürbar [...]? Woran erinnert mich seine Form [...]?

Wie sieht seine Oberfläche aus [...]? Aus welchem Material besteht die Schmerzform, und welche Qualität hat sie [...]? Wenn ich mit der Hand darüber streichen würde, wie würde es sich anfühlen [...]?

Kann ich außerhalb der Umrisse eine **schmerzfreie Zone** erfassen, und bis wohin reicht sie genau [...]? Wie ist der Ort um die Schmerzstelle herum [...]?

Ich spüre nun nach, ob der Schmerz innerhalb seiner Umrisse eher in der **Tiefe** geht oder eher oberflächlich zu spüren ist [...].

Welche **Farbe** könnte das Gebiet haben [...]? Ist die Farbe überall gleich [...]?

Welche **Temperatur** würde ich ihm zuordnen [...]? Ist sie überall gleich?

Gibt es einen **Ton**, ein Geräusch oder eine Melodie, die ich hören könnte [...]? Höre ich es leise – oder laut [...]? Klar und deutlich oder unklar und diffus [...]? Woher kommt der Klang [...]?

Ist ein bestimmter **Geruch** oder Geschmack mit ihm verbunden [...]? Erinnere ich mich an etwas, was so riecht oder schmeckt [...]?

Welche Stimmungen und Gefühle werden ausgelöst?

Welche **Stimmung** löst das bei mir aus [...]?

Wenn ich mich gefühlsmäßig auf das Erleben der Situation einlasse, was kann ich spüren [...]? Welches **Gefühl** kristallisiert sich heraus [...]? Wo genau im Körper spüre ich dieses Gefühl? Eher im Bauch, in der Brust, im Kopf – oder wo sonst [...]? Ist es mit Druck und Anspannung oder ist es mit einer Leichtigkeit verbunden [...]? Kenne ich das Empfinden, und wenn ja, woher [...]?

Welche Überschrift, welcher **Begriff** oder welches Bild würden zu dem Empfinden gut passen [...]? Ist das genau der passende Ausdruck [...]? Ich lasse den Begrif/das Bild noch einen kurzen Augenblick auf mich wirken [...]

Was ist das **Wichtigste**/Schlimmste an dem Schmerz/dem Problem [...]?

Ressourcen und Lösungen erkennen

Wenn es gelöst werden könnte, was bräuchte es dazu [...]? Wie würde es sich in meinem Körper anfühlen, wenn der Schmerz/das Problem gelöst wäre [...]?

Jetzt trete ich innerlich etwas zurück und betrachte die Schmerzstelle aus der **Distanz**: Gibt es noch etwas, was mir auffällt [...]?

Kann ich Freude oder **Dankbarkeit** für diesen Prozess erleben […]?

Ich nehme den Unterschied zur anfänglichen Schmerz-intensität wahr […] und spüre noch etwas nach […]."

Den Unterschied wahrnehmen

━ Hier beenden Sie diese Übung („Schritt 5: Beenden" in Übung 28) – oder Sie fahren fort mit der folgenden Übung.

Übung 30: Modulation der Schmerzgestalt

Diese Übung kann im Anschluss an die vorherige durchge-führt oder als eigenständiges Modul genutzt werden.

Durchführung „Ich nehme mein augenblickliches Schmerz-niveau wahr auf der Skala 0–10.

Ich bin (weiterhin) tief entspannt […]. Ich verändere jetzt bewusst verschiedene Eigenschaften meines Schmerzes und nehme auch kleinste Veränderungen wahr. Ich beginne mit dem mir wichtigsten Schmerzgebiet.

Ich vergrößere […], dann verkleinere ich […] die **Ausdeh-nung** des Schmerzareals – was wird intensiver, was schwächer […], was ist mir angenehmer […]?

Größe und Ausdehnung

Ich moduliere einmal die **Form**, dabei experimentiere ich solange, bis mir die Form gefällt, bis sie sich gut und passend anfühlt […].

Umrisse und Form

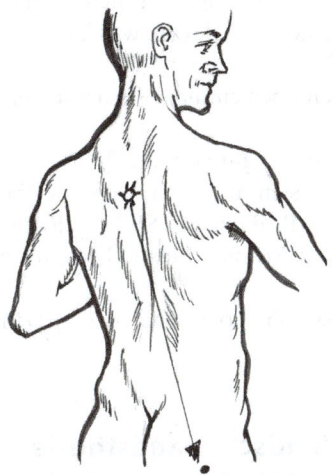

Wie weit reicht die schmerzfreie Zone um den Schmerz herum […]? Lässt sie sich in der Art vergrößern, dass die Schmerz-zone dabei kleiner wird […]? Wie fühlt sich die **Außenzone** jetzt an […]?

Schmerzfreie Zone

Wie könnte es sich anfühlen, wenn ich die Schmerzform hoch an die Oberfläche/tiefer ins Gewebe holen würde […]?

Tiefe, Ort

Und wie fühlt es sich an, wenn der Schmerz an einen ganz anderen Ort verlegt würde […]? Wie fühlt sich mein Schmerz an diesem anderen Ort […]?

Qualität und Oberfläche

Von welcher **Qualität** ist die Schmerzstelle […], aus welchem Material? Kann ich das Material etwas weicher (härter, biegsamer …) machen […]? Wie sollte sich die Oberfläche am liebsten anfühlen […]?

Farbe, Temperatur

Welche **Farbe** […] und welche **Temperatur** wären mir jetzt angenehm für die Schmerzform […]?

Ton, Geräusch

Wenn der **Ton**, das Geräusch, die Melodie, die zum Schmerz passen, mir eher unangenehm sind, habe ich dann die Möglichkeit, innerlich „leiser" zu drehen […]? Gibt es vielleicht im Hintergrund eine mir angenehme Melodie oder ein Naturgeräusch oder … […]?

Umlenkung

Wenn ich die körperlichen Signale einmal bewusst **anders** wahrnehme statt als Schmerz: als Druck […], als Wärme […], als Ziehen […] oder als … […] – was davon ist mir am angenehmsten […]?

Ich trete nun innerlich etwas zurück und frage mich:

Integration

Wenn ich das Schmerzbildnis aus einigem **Abstand** betrachte – mit allem, was ich darüber weiß – wie fühlt sich das als Ganzes an […]? Welchen passenden Ausdruck für mein augenblickliches Körpergefühl, meine Stimmung finde ich […]?

Stimme

Wenn ich diesem Gefühl eine **Stimme** verleihen könnte, was könnte ich dann hören […]?

Was bedeutet das Gesagte für mein augenblickliches Leben […]? Gibt es irgendetwas davon, was ich in meinem Alltag nutzen könnte […]?

Abschluss: Was hat sich verändert?

Ich nehme ich noch einmal genau **alle** Veränderungen wahr […].

Welche haben mir gut getan […]?

Wie würde es sich anfühlen, wenn der Schmerz ein wenig überwunden, das Problem ein Stück gelöst wäre […]? Hierbei verweile ich einen Moment, genieße es mit allen meinen Sinnen […].

Im **Anschluss**: Wie hoch schätze ich jetzt meinen Schmerzgrad ein?"

Übung 31: Handschuhanästhesie

Übertragung eines Taubheitsgefühls …

Hierbei handelt es sich um eine verblüffend wirksame und daher häufig eingesetzte hypnotische Standardmethode in der Schmerzbehandlung. Zuerst wird eine allgemeine Unempfindlichkeit durch die Suggestion eines Taubheitsgefühls (Anästhesie) in einer Hand erzeugt. Diese Unempfindlichkeit wird dann „übertragen" auf die schmerzhafte Körperstelle. Wenn Sie diese Übung erfolgreich beenden, haben Sie eine schmerzsenkende Wirkung wie nach einer Schmerzmittelgabe – einige Patienten benutzen sie auch stattdessen.

Sollten sich die Schmerzen in Körperregionen befinden, die nicht mit der Hand erreicht werden können, reicht es aus, die betäubte Hand in deren Nähe zu legen und sich gedanklich vorzustellen, dass die Betäubung von dort zur Schmerzstelle hinströmt.

... auf die schmerzhafte Körperregion

Durchführung „Ich nehme mein augenblickliches Schmerzniveau wahr auf der Skala 0–10.

Ich konzentriere mich jetzt ganz auf meine ausgewählte Hand [...]. Sie liegt völlig bequem auf ... [...].

Ich nehme nun wahr, wie meine Hand zunehmend taub wird, etwa wie nach einer Betäubungsspritze [...]. Es ist ein Gefühl, als stecke die Hand in einem dicken Lederhandschuh [...], als wäre sie aus Holz [...] und ganz taub [...], keine Empfindung mehr [...]. Hier und da gibt es noch ein leichtes Kribbeln [...], wie bei einer Hand, die nach langer Zeit im Schnee so kalt ist, dass sie kaum noch spürbar ist [...]. Diese Unempfindlichkeit kann sich ausbreiten von den Fingerspitzen über die Finger [...], bis sie das Handgelenk erreicht hat [...], die ganze Hand eingetaucht ist, ganz taub [...]."

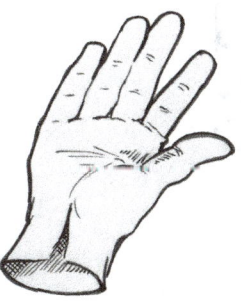

Falls die Betäubung noch nicht zu erreichen ist, so beenden Sie hier diese Übung mit der bisher gemachten Erfahrung, und führen Sie sie später erneut durch – sie wird mit jedem Üben leichter gelingen.

Wenn ein Taubheitsgefühl zu spüren ist, fahren Sie fort:

„Gut, die Taubheit ist jetzt da, und sie kann noch stärker werden [...], bevor die Hand die Stelle berühren wird, wo meine Schmerzen sind.

Gefühl von Kälte oder Taubheit

Die Hand beginnt langsam, sich von der Unterlage zu lösen [...] und steigt ganz langsam nach oben [...]. Sie steigt immer höher und höher, ist dabei völlig empfindungslos und taub [...]. Hand und Unterarm schweben wie auf einem Luftkissen [...], wie von Luftballons nach oben gezogen immer höher [...] und schweben dann hinüber genau an die Stelle, wo meine Schmerzen sind [...]. In einigen Augenblicken wird die Hand diese Stelle berühren [...].

Jetzt ist sie erreicht [...], und genau in diesem Moment wechselt die Taubheit aus der Hand in ... (Nennung der Schmerzstelle) und breitet sich darin aus [...], durchdringt das Gewebe bis zur letzten schmerzhaften Zelle [...]. Jede andere Empfindung ist jetzt aus der Schmerzstelle entwichen [...]. Nur noch das taube Gefühl ist da [...].

Taubheit strömt in die Schmerzstelle

Allmählich fühlt sich die (zuvor ausgewählte) Hand wieder ganz normal an, ganz lebendig [...]. Sie beginnt sich wieder zurück auf die Unterlage zu senken – und fühlt sich nun an wie immer [...]. Mein ... (Nennung Schmerzstelle) aber bleibt taub [...]."

Posthypnotische
Suggestionen

Wählen Sie nun eine der folgenden posthypnotischen Suggestionen, damit die Wirkung der Übung noch länger anhält:
1. „Wie nach einer Betäubungsspritze hält die Taubheit noch einige Zeit dort an, wo ich sie hingeleitet habe."
2. „Wenn ich diese Übung durchführe, gelingt sie mir besser und besser, die Taubheit hält von Mal zu Mal länger an."

Beenden können Sie die Übung mit einer Rücknahme und einer dann anschließenden Einwertung des Schmerzniveaus.
Was hat sich verändert?

Übung 32: Schmerzverschiebung

Hier wird versucht, mit der schmerzenden Körperstelle Kontakt aufzunehmen und an ihr zu arbeiten. Durch Verschiebung des Schmerzortes und seiner Grenzen wird eine Schmerzkontrolle erreicht, was sich sehr positiv auf die Selbstwirksamkeit und das Schmerzerleben auswirken kann.

Durchführung Diese Übung kann als Modul der Hypnose oder als eigenständige mentale Übung genutzt werden.
Zu Beginn erfolgt eine Einwertung des Schmerzniveaus auf der Schmerzskala von 0–10. Wenn möglich, halten Sie Handkontakt mit der Schmerzstelle.

Atemlenkung

„Ich konzentriere mich genau auf meine ausgewählte Schmerzstelle. Dorthin – und zwar auf den schlimmsten Schmerz – lenke ich meine Atmung, ein paar Atemzüge lang […].

Ausdehnung der Schmerz-
stelle

Ich nehme die genaue **Größe** der Schmerzstelle wahr. Bis wohin ist sie begrenzt […]? Diese Konturen umfahre ich mehrmals, so wie ich mit einem Stück Kreide Umrisse auf einer Tafel ummalen kann – und exakt die Grenze treffe […].
Was könnte diese Grenze veranlassen, was bräuchte sie, um sich etwas zu lockern […], dass das Schmerzfeld zunächst *größer* […], dann kl*einer w*erden könnte […]?
Ich schaue mir jetzt den Bereich **außerhalb** der Grenze an. Wie sieht er aus […]?

Schmerzfreier Außenbereich

Wie fühlt er sich an […]? Wo genau fängt er an […]? Welche Qualität hat dieser Außenbereich […]? Wie fühlt er sich körperlich an […]? Wenn ich jetzt den Außenbereich *vergrößern*, die Grenze verschieben möchte, geht das […] und mit Hilfe welcher Eigenschaften, unter welchen Bedingungen würde ich das Schmerzfeld *verkleinern* können […]?

Verschiebung der
Schmerzstelle

Wenn ich jetzt die Schmerzstelle **verschieben** möchte – welche Richtung wäre angemessen: ein paar Zentimeter nach oben […] oder nach unten […], nach rechts oder nach links

[…]? Oder soll der Schmerz zu einer ganz anderen Körperstelle (z. B. vom Rücken in die Hand) verschoben werden […]?

Wie fühlt es sich jetzt an […]?

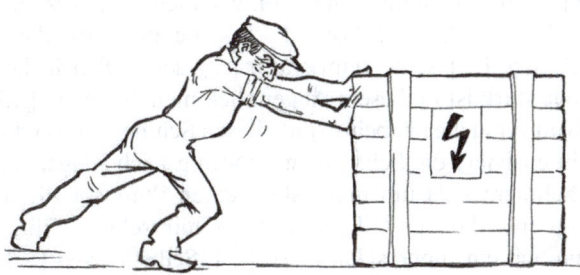

Jetzt suche ich eine Stelle im Körper, die sich angenehm anfühlt […]. Wenn möglich, lege ich eine Hand dorthin, die andere Hand bleibt auf meiner Schmerzstelle […]: Gibt es eine Möglichkeit der gefühlten **Verbindung** zu meinem Schmerzfeld, wie durch einen Faden […], einen Lichtstrahl […] oder durch … […]? Ich fühle die Verbindung und lenke meine Aufmerksamkeit vom Schmerzort zum angenehmen Ort hin und her – wie ein Pendel, das etwa 3–5-mal hin- und zurückgleitet […].

Verbindung mit einer angenehmen Stelle

Ich spüre nach, ob sich mein Schmerz in irgendeiner Weise verändert hat: Wie groß ist jetzt seine Form […], welche Farbe, welche Temperatur hat er […]? Wie fühlt sich das an […], welche Stimmung erlebe ich in diesem Moment […]?

Ich spüre noch einen Moment nach […].

Im Anschluss frage ich mich: Wo liegt mein augenblicklicher Schmerzwert […]?"

Abschluss: Was hat sich verändert?

Jetzt kann die Übung beendet und ein posthypnotischer Auftrag angeschlossen werden (Abschluss von Übung 31), dann hält die Wirkung in der Regel länger an.

Übung 33: Schmerzintensivierung

Hier wird das körperliche Schmerzempfinden bewusst intensiviert – um reaktiv eine Abschwächung oder Lösung zu erreichen. Sie werden erfahren, wie Sie Einfluss nehmen können auf die Stärke Ihres Schmerzsymptoms.

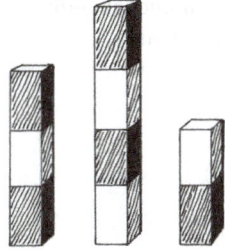

Durchführung Diese Übung kann als ein Modul der Hypnose eingesetzt oder als eigenständige mentale Übung ausgeführt werden.

Zu Beginn bestimmen Sie das Schmerzniveau auf der Schmerzskala 0–10. Wenn möglich, halten Sie Handkontakt mit der Schmerzstelle.

Schmerzwahrnehmung

„Ich richte jetzt meine Aufmerksamkeit auf meinen Schmerz […], atme einige Atemzüge dorthin, direkt auf die schmerzhafteste Stelle […] und fühle mich in den Schmerz hinein […]. Ich stelle mir genau vor, wie mein Schmerz aussieht: seine Lage […], seine Form […], seine Beschaffenheit […], seine Farbe […], seine Temperatur […], seine Oberfläche […].

Wie stark ist in diesem Augenblick mein Schmerz […]?

Nun versuche ich behutsam, diesen Schmerz zu verstärken: Ich intensiviere die Schmerzempfindung – ich steigere sie auf der Schmerzskala um mindestens einen Punktwert […]. Wie gelingt mir das? […]. Und, falls es mir schwer fällt, dann nehme ich ein inneres Jammern […], Selbstmitleid […], Verspannungen […] hinzu. Ich bleibe einige Zeit in diesem Zustand […].

Schmerzverstärkung

Ich wage noch eine weitere Steigerung – ganz intensiv kann ich den Wert um genau einen weiteren Punkt weiter oben treiben […].

Jetzt lasse ich alles wieder langsam los […]. Ich spüre den Unterschied nach zwischen Anspannung und Entspannung […].

Wie hoch ist jetzt mein Schmerzniveau […]?"

Schmerzabschwächung

Meist kommt es hier schon reaktiv zu einer deutlichen Schmerzminderung. Sollte dies nicht der Fall sein, dann halten Sie aktiv nach: „Was täte jetzt gut […] – was bräuchte es jetzt, damit der Schmerz um einen Skalenwert sinken könnte […]?"

Warten Sie ein Weilchen ab und nehmen dann das auftauchende Körperempfinden so aufmerksam wie möglich wahr. Genießen Sie eine Zeitlang dieses Empfinden …

Jetzt kann die Übung beendet und ein posthypnotischer Auftrag angeschlossen werden (Abschluss von Übung 31), das Gehirn lernt dann mit der Zeit die neue Assoziation.

Schmerzmodulation durch mentale Steuerung

Beeinflussung von Körperfunktionen durch Gedankenkraft

Mentale Steuerung – Beeinflussung von Körperfunktionen quasi per Gedankenkraft – wird heute als eine sehr wirksame Methode in der Schmerzbehandlung betrachtet. Mentale Modulation wird genutzt als Steuerungsmöglichkeit von sonst unbewussten physiologischen Abläufen, die auch im Schmerzgeschehen eine große Rolle spielen (Ausschüttung von Stresshormonen, Durchblutung etc.). Oder es werden Bewegungen, Haltung und Muskelanspannungen rein mental, also in der Vorstellung, durchgeführt, die dann in der Tat eine Bewegungsverbesserung zur Folge haben!

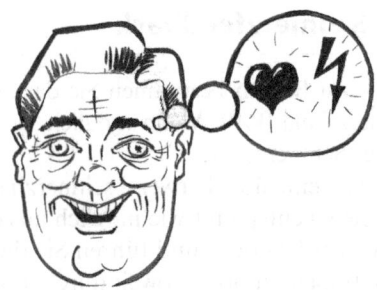

Biofeedback – ich kann den Erfolg sehen ...

Die eigentliche Biofeedbacktechnik ist eines der effizientesten psychologischen Verfahren zur Schmerzreduktion. Sie bedarf allerdings technischer Apparate und am besten unter professioneller Anleitung zu erlernen.

Hoch effiziente Methode

Jedoch, auch wenn Biofeedback im eigentlichen Sinne keine Technik ist, die allein erlernt werden kann, soll sie hier kurz vorgestellt werden, weil die Methode so effektiv ist. Und in modifizierter Form kann sie dann auch als Selbsthilfeübung angewendet werden.

Biofeedback bedeutet die sofortige (visuelle oder hörbare) Rückmeldung über Körperfunktionen, die ursprünglich autonom sind und nicht bewusst wahrgenommen werden. Das sind zum Beispiel: Blutdruck, Hormonsteuerung, Muskelspannung, Atmung, Durchblutung und Herzrhythmus bis hin zu bestimmten Hirnwellen als Ausdruck von Hirnaktivitäten. Diese biologischen Funktionen werden in der Biofeedbacktherapie durch einen technischen Messapparat in optische oder akustische Signale übersetzt. Durch mehrere Übungsvorgänge lernt der Anwender über Willens- und Vorstellungskraft, wie er das Signal und damit die (eigentlich unbewussten) körperlichen Vorgänge oder Hirnaktivitäten indirekt beeinflussen kann.

Weil sich Körperfunktionen unter Stress und Schmerz stark verändern, kann der Übende durch deren Kontrolle auch seine Stress- und Schmerzreaktionen positiv beeinflussen!

Eigentlich unbewusste Körperabläufe können beeinflusst werden

Nach einigem Training ist man in der Lage, seine Aufmerksamkeit so nach innen zu lenken, dass es auch ohne das Messgerät gelingt, die Körperreaktionen zu kontrollieren. Die Schmerzintensität wie die Schmerzerwartungsangst werden reduziert.

Wie gesagt, man wendet sich am besten an entsprechende Ärzte/Psychologen, um diese Methode zu erlernen.

Modulierte, alltagspraktikable Varianten sind folgende zwei Übungen:

Übung 34: Schmerzfeedback

Durchführung Zu Beginn bestimmen Sie das Schmerzniveaus auf der Schmerzskala 0–10. Wenn möglich, halten Sie Handkontakt mit der Schmerzstelle.

Stellen Sie sich eine normalerweise schmerzhafte Bewegung vor

Denken Sie an eine üblicherweise schmerzhafte Bewegung.

Beginnen Sie so entspannt wie möglich aus einer schmerzfreien oder -armen Position, und führen Sie die erinnerte Bewegung im Zeitlupentempo (!) soweit durch, bis erste Schmerzen auftreten. Dort halten Sie inne.

Beobachten Sie jetzt die eigene Körperhaltung, und führen Sie in dieser Position eine Ihnen angenehme Entspannungstechnik durch.

Wiederholen Sie dann die Bewegung von Beginn an und beobachten, wie weit Sie diesmal kommen: Haben sich der Bewegungsweg, das Bewegungsausmaß ohne Schmerzen oder die Schmerzqualität verändert?

Auf Schmerz folgt achtsam Entspannung

Führen Sie immer wieder bei Schmerzbeginn eine Entspannungstechnik durch. Trainieren Sie anfangs nur wenige Minuten, und steigern Sie langsam die Zeit, solange, bis ein gewünschter Bewegungsablauf schmerzarm gelingt. Ist dieser gefunden, sollte die schmerzfreie/-arme Bewegung einige Male wiederholt werden.

Übung 35: Mentales Bewegungstraining

Wenn real durchgeführte Bewegungen konstant Schmerzen auslösen, selbst dann, wenn Sie vorsichtig durchgeführt werden, gibt es die hervorragende Möglichkeit, die Bewegungen *gänzlich* mental, also in seiner gedanklichen Vorstellung, durchzuführen.

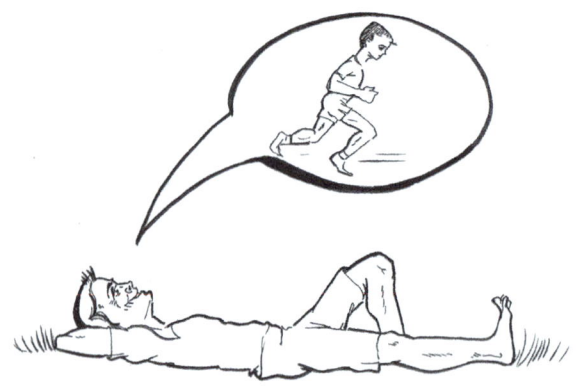

Das Erstaunliche daran ist, dass das Gehirn auf diese Weise Bewegungen ebenso erlernen kann wie real durchgeführte. Nicht nur schmerzfreies Umlernen wird möglich, es kommt sogar zu einer messbaren Kraft- und Koordinationssteigerung in der Muskulatur! Sportler nutzen das mentale Training seit langem, um ihre Bewegungsabläufe zu optimieren.

Gehirn und Muskeln reagieren auf gedankliche Vorstellungen

Ziel der mentalen Bewegung ist es, Hirnareale zu aktivieren, die normalerweise bei einer Schmerzerfahrung aktiviert werden, aber diesmal *ohne* dabei Scherzen auszulösen und ohne das Schmerzsystem zu aktivieren.

Der Schmerz soll quasi abtrainiert werden. Dass das funktioniert, wird damit erklärt, dass Schmerzen immer an bestimmte Erfahrungen wie Gedanken und Gefühle gekoppelt sind, die sich im Gehirn einprogrammiert haben. Wenn diese Bahnen entkoppelt, also Bewegung und damit verbundene Schmerzerfahrung gelöst werden, kann das Gehirn wieder neue, schmerzfreie Erfahrungen machen. Das Schmerzsystem „vergisst" zunehmend zuvor schmerzhafte Bewegungen.

Das Gehirn kann wieder neue Erfahrungen machen

Wie kann diese Ent-Kopplung erreicht werden? – Durch alles, was als angenehm oder neu oder interessant erfahren wird!

Durchführung Zu Beginn bestimmen Sie das Schmerzniveau auf der Schmerzskala von 0–10. Wenn möglich, halten Sie Handkontakt mit der Schmerzstelle.

1. Entscheiden Sie sich für eine Bewegung, die Ihnen üblicherweise Schmerzen bereitet. Beginnen Sie am besten mit einer leichten, relativ schmerzarmen Bewegung. Auch und gerade bei permanenten Schmerzen ist die Übung sinnvoll!

   Bewegungen, die normalerweise immer schmerzen …

2. Stellen Sie sich die Bewegung vor, die Sie durchführen wollen – oder falls schon die Vorstellung Schmerzen auslöst, einen schmerzarmen Teil der Bewegung. Das können sehr simple Alltagsbewegungen sein: Sitzen, den Arm anheben, wenige Schritte laufen etc.

3. Dann sehen Sie vor Ihrem „inneren Auge", wie z. B. Ihr Bein diese Bewegung durchführt. Wichtig ist, dass dies ganz langsam, konzentriert und genau geschieht, wie in einem Film, der in Zeitlupe abgespielt wird.

   … sehr genau wahrnehmen

4. Nehmen Sie auch den Rest des Körpers genau wahr, achten Sie nach und nach auf die übrigen Körperregionen: „Was macht dabei mein Kopf […], mein Rumpf […], das Becken […], das andere Bein […] etc.?"

> **Praxistipp**
>
> Sollten doch einmal Schmerzen auftreten, dann verändern Sie mental Ihre Bewegungsrichtung (z. B. mehr Streckung oder mehr Beugung in einem Gelenk) so weit, bis die Bewegung sich wieder passend anfühlt, d. h. beschwerdefrei(er) durchführbar ist.

Von Übung zu Übung wird die Ausführung tatsächlich leichter und schmerzfreier möglich sein. Nach einigen Tagen der Wiederholung sollte Ihnen diese Bewegung auch in der Realität schmerzarm gelingen – Ihr Gehirn hat dann umgelernt!

Anders als gewohnt

Verstärken Sie diesen Effekt noch und führen Sie entsprechende Bewegungen einmal anders als gewohnt aus:

- aus einer ungewohnten Ausgangsstellung heraus: z. B. durch Bewegungen in der Rückenlage statt im Stand,
- in einer bewusst positiven Stimmung: z. B. bei Vorfreude, eingeleitet durch positive Erinnerungen oder nach einer Entspannungsübung,
- in einer ungewohnten Umgebung: im Wasser, am Strand, auf der Wiese etc.,
- bei gleichzeitiger Ablenkung etwa durch Musik oder künstlerische Aktivitäten oder durch Telefonieren mit einem als angenehm empfundenen Menschen etc.,
- in einer anderen Geschwindigkeit als üblich (z. B. im Zeitlupentempo),
- durch andere Veränderungen: Bewegungen mit geschlossenen Augen, vor dem Spiegel, barfuß, rückwärts …

Wählen Sie eines der Übungsbeispiele und probieren es aus.

Bewegung mit Freude koppeln

Je mehr eine Bewegung mit Außergewöhnlichem, Spaß und Freude gekoppelt wird, desto eher werden Sie die Bewegung schmerzfreier erleben.

Teil III: Veränderungen ungünstiger Verhaltensweisen

Inhaltsverzeichnis

Wie Sie Ihr Verhalten schrittweise verändern können – 118

Körperliche Bewegung – 120

Soziale Aktivitäten (wieder)aufnehmen – 123

Ist eine Veränderung des Schmerzverhaltens notwendig? – 125

Welche Hinweise will der Schmerz vielleicht geben? – 127

Stress und Überforderung – 127
Aufspüren und Verändern äußerer Stresseinflüsse – 129
Erkennen und Verändern innerer Einstellungen – 131
Erhöhung der Stressresilienz und Stärkung der Regeneration – 132

Ungelöste Probleme und Lösungsstrategien – 133

2. Schritt: Zielentwurf und Lösung finden: – 134

4. Schritt: Anwendung und Überprüfung – 135

Gelungene Kommunikation als Bestandteil der Schmerzbewältigung – 137

Motivation: Wie lassen sich die guten Ergebnisse halten? – 140

© Der/die Herausgeber bzw. der/die Autor(en), exklusiv lizenziert an Springer-Verlag GmbH, DE,
ein Teil von Springer Nature 2025
J. Richter, *Schmerzen verlernen*, https://doi.org/10.1007/978-3-662-70125-6_5

Gesundheitsförderung
durch ausgeglichene
Lebensweise

Und so wie die eigenen Einstellungen das Fühlen und in der Folge auch das Verhalten beeinflussen, verändert umgekehrt Verhalten das Fühlen, das Körperempfinden und die Stimmungslage – und damit automatisch auch das Schmerzerleben.

Verhalten beeinflusst
Lebensgefühl und Schmerz

Es gilt sich zu fragen: Welche Aktivitäten und Verhaltensweisen wirken sich bei mir günstig bzw. ungünstig auf die Schmerzentwicklung aus – und was sollte ich demzufolge verändern?

Bereiche von zentraler Bedeutung sind dabei:
- das eigene *Bewegungsverhalten*,
- das Maß sowie die Qualität Ihrer *sozialen Aktivitäten*,
- Ihre *Schmerzreaktionen* und deren Auswirkungen auf Ihre Mitmenschen,
- die eigene *Stressbelastung*, innere oder soziale Konflikte und deren Bewältigung.

Wie Sie Ihr Verhalten schrittweise verändern können

Verhaltensanalyse und
Lösungssuche

Im Folgenden wird – durch Beobachten und Lösungssuche – der Ablauf potenzieller Verhaltensänderungen dargestellt. Ihre Aufgabe ist es dann, diesen in den für Sie zutreffenden Bereichen anzuwenden.

■ Phase 1: Verhaltensanalyse

Was sollte ich verändern?

Wenn es neben bereits Gelungenem auch Bereiche gibt, die noch verändert werden müssten, so finden Sie heraus: Wo bestehen noch Defizite, was sollten Sie mehr oder weniger oder anders tun? Und: Welche Fähigkeiten oder Fertigkeiten brauchen Sie noch dazu?

Es kann auch hilfreich sein, Menschen aus seiner Umgebung dazu zu befragen – die Ergebnisse verwundern oft!

Motivation und Hindernisse

Wenn Sie ein bestimmtes Verhalten als problematisch, unzureichend etc. identifiziert haben, sollte vor den Veränderungsprozessen eine möglichst genaue Beobachtung des entsprechenden Verhaltens bzw. der problematischen Lebenssituation erfolgen. Finden Sie also heraus: Wann – wo – wie – unter welchen Umständen genau tritt das entsprechende Problemverhalten auf? Oder wann und wodurch fällt es Ihnen schwer, erwünschtes Verhalten aufzubauen bzw. durchzuhalten?

Entscheiden Sie, welche Aktivitäten/Verhaltensweisen Sie (trotzdem) durchführen bzw. intensivieren möchten.

Bitte vergessen Sie nicht, Ihre Erkenntnisse – wie beim Schmerzprotokoll gewohnt – schriftlich festzuhalten!

■ Phase 2: Lösungssuche

Anschließend sammeln Sie potenzielle Lösungsmöglichkeiten, auch solche, die zunächst unrealistisch erscheinen – entscheiden Sie sich erst dann für eine Lösung!

Potenzielle Lösungsmöglichkeiten

Gehen Sie nun der Frage nach, wie, wodurch oder mit wessen Hilfe Sie Ihr Ziel am besten erreichen könnten.

Welche Ziele setzen Sie sich eher kurzfristig, welche längerfristig? Definieren Sie Ihre Ziele so genau wie möglich!

Genaue Zielbestimmung

Dann entscheiden Sie: Welches Verhalten wollen und werden Sie *jetzt* bzw. zuerst umsetzen?

1. Beginnen Sie mit den genussvollsten/schmerzfreiesten Aktivitäten. Oder verändern Sie das Verhalten zuerst dort, wo es Ihnen wahrscheinlich am leichtesten fallen wird.
2. Legen Sie die Aktivitäten, wenn möglich, auf die relativ schmerzfreieste Tageszeit.
3. Ermitteln Sie jeweils vor und nach der Aktivität die Höhe Ihres Schmerzniveaus, Sie können dann unmittelbar den Unterschied wahrnehmen.
4. Sehr wichtig: Analysieren Sie *vor* einer geplanten Veränderung, welche Hindernisse sich Ihnen in den Weg stellen könnten und wie Sie darauf zu reagieren gedenken.

■■ Beispiele

– Wenn Sie unter Zeitmangel leiden – fragen Sie sich:
  – Welche andere Tätigkeit könnte ich kürzen – Smartphone (Soziale Medien!), TV, Computer, Telefonieren …?
– Wenn Schmerzen bei der Aktivität auftreten – verhandeln Sie:
  – Bis Grad 5 auf der Schmerzskala werde ich die Aktivität fortsetzen, ab Grad 5 kann ich für diesen Moment abbrechen und es eine Stunde später (tatsächlich!) noch einmal versuchen.

Dann schreiten Sie zur Tat, probieren Sie Ihre gewählte Lösung aus.

Schreiten Sie zur Tat

> **Praxistipp**
>
> Es kann sinnvoll sein, das neue Verhalten zunächst einmal mental durchzuspielen, z. B. als Imaginationsübung. Dazu wird die gewünschte Verhaltensänderung wie in einem inneren Kinofilm erlebt – sehen, hören und fühlen Sie möglichst viele Einzelheiten.
>
> Wenn hier mehr Sicherheit besteht, wird es Zeit, alles in die Realität umzusetzen – und mögliche Hindernisse beherzt zu überwinden.

■ **Phase 3: Erfolgsprüfung**

Wie erfolgreich ist Ihr neues Handeln?

Nach einer Phase des konsequenten Übens (z. B. nach 2 oder 4 Wochen) wird überprüft, wie erfolgreich Ihr neues Handeln wirkt oder wo noch etwas nachgebessert werden muss.

Beobachten Sie die Resultate, registrieren Sie die Auswirkung auf Ihr Wohlbefinden, und protokollieren Sie diese in Ihrem Schmerztagebuch.

Entscheiden Sie sich, so weiterzumachen, oder müssen Ziele angepasst werden?

❯ Natürlich sind Übertreibungen und unbedingtes Durchhalten bei zu hoch gesteckten Zielen kontraproduktiv. Ein gesunder Ehrgeiz ist gut, vermeiden Sie aber, sich unter Druck zu setzen. Bleiben Sie gelassen, Veränderungen brauchen ihre Zeit. Wenn Sie an Grenzen stoßen, wägen Sie ab, was für Sie realistisch ist. Verändern Sie gegebenenfalls Ihre Ziele entsprechend, geben Sie sie aber nicht vorschnell auf!

Bitte bedenken Sie, dass das eigene Verhalten meist eingeschliffenen, oft lebenslangen Mustern folgt. Nur wenn man die unbedingte Notwendigkeit sieht – meist, wenn das Leiden entsprechend stark ist – wird man Veränderungen einleiten. Solche Umlernprozesse erfordern eine starke Motivation sowie Geduld mit sich und seinen Gewohnheiten.

Sich selbst überwinden

Sie kennen Ihren „inneren Schweinehund" besser als jeder andere, und Sie wissen, wie man ihn überwinden kann.

Eine gute Möglichkeit ist eine in Aussicht gestellte Belohnung: Was könnten Sie gewinnen oder sich gönnen, sobald Sie Ihr Ziel angehen und es erreichen? Überlegen Sie im Vorfeld drei für Sie lohnenswerte Gewinne!

Körperliche Bewegung

Bewegung ist ein Muss!

Körperliche Bewegung ist für alle Menschen wichtig, für solche mit anhaltenden Schmerzen aber ist sie ein Muss! Das wird oft unterschätzt. Aktivieren Sie sich körperlich, treiben sie Sport – regelmäßig, auch und gerade bei Schmerzen!

Bewegung bzw. Sport mindert Schmerzen fühlbar. Neurophysiologisch gesehen hemmen Nervenrezeptoren, die bei Bewegung stimuliert werden, das schmerzleitende System. Es werden körpereigene Glücksbotenstoffe ausgeschüttet, Schmerz als weniger stark wahrgenommen.

Diesen natürlichen Schmerzhemmmechanismus durch Bewegung und sportliche Aktivitäten kann man sich zunutze machen!

— Regelmäßige Bewegung und körperliche Aktivitäten wirken stressreduzierend, stimmungsaufhellend, schlafverbessernd und schmerzlindernd.

Bewegung hat viele positive Wirkungen

— Sport, besonders im Kraft-Ausdauerbereich, hebt die Belastungstoleranz, regt die Durchblutung, den Stoffwechsel und den Abtransport von Stresshormonen an, senkt Risikofaktoren und führt zu mehr Wohlbefinden.

— Motorische Aktivität steigert die Muskelkraft und die Koordination und fördert eine bessere Körperhaltung und -bewegung. Die eigene Körperwahrnehmung ändert sich: Der Körper fühlt sich „angenehmer" an.

— Bewegungen besetzen im zentralen Nervensystem die Bahnen für die Schmerzweiterleitung, das Gehirn wird günstiger aktiviert, weil die Aufmerksamkeit auf die Motorik gelenkt wird. Schmerz wird weniger wahrgenommen.

— Der Nutzen von Bewegung ist sehr schnell spürbar und fördert damit die weitere Motivation.

— Suchen Sie sich Gleichgesinnte. Sport in der Gruppe fördert die Sozialkontakte, was wiederum wohltuend und motivierend wirkt.

Suchen Sie sich Gleichgesinnte

— Verbesserung der körperlichen Funktionen geht einher mit einer Verbesserung der Belastbarkeit in Alltag und Beruf. Das wiederum beeinflusst das Selbstwertgefühl positiv.

> Beinahe jedem Menschen mit chronischen Schmerzen geht es nach einem Jahr *täglicher* (!) sportlicher (!) Aktivität von etwa einer halben bis dreiviertel Stunde wesentlich besser. Und man könnte sagen: Schmerzreduktion ist ohne Bewegung kaum möglich!

Im Sinne der Verhaltensanalyse und Lösungsfindung könnten Sie sich fragen:

Verhaltensanalyse und Lösungsfindung

— Wie viel Bewegung/Sport wäre gut für mich – wie viel davon praktiziere ich schon, wie viel fehlt mir noch?

— Wo könnte ich mehr Bewegung in meinen Alltag integrieren?

— Welche sportlichen Aktivitäten sind geeignet für mich und (wichtig!) könnten mir Spaß machen?

— Welche Hindernisse erwarte ich: Unter welchen Umständen fallen mir Aktivitäten leicht/schwer? Wie und womit könnte ich mich unterstützen?

— Welchen zeitlichen Rahmen plane ich – und halte ich ihn ein?

— Welches realistische Ziel genau strebe ich an – kurzfristig, langfristig?

— Wie und wann genau finde ich einen Anfang?

Entscheiden Sie sich für eine körperliche Aktivität und probieren Sie sie dann auch aus!

■ So könnten Sie beginnen

Politik der kleinen Schritte

Zunächst testen Sie Ihr augenblickliches Belastungsniveau: Welche Zeit braucht es/welche Strecke müssen Sie zurücklegen, bis Sie eine deutliche Anstrengung spüren? Puls- oder Atemfrequenz können dabei als Vergleichsmaß dienen. Von dieser Marke sollten Sie dann ein wenig abweichen in Richtung „weniger" – und damit beginnt Ihr sportliches Pensum.

Nachdem Sie das etwa eine lang Woche durchgeführt haben, steigern Sie etwa alle 5–7 Tage allmählich die Zeit oder Strecke. Die Steigerungsrate kann in so kleinen Schritten erfolgen, dass der Grad der Anstrengung sich für Sie gar nicht spürbar erhöht.

■■ Beispiel

Beispiel

Ihr gewähltes Ziel ist es, täglich zwei Kilometer zu laufen. Ihr augenblickliches Belastungsniveau, in dem Sie eine deutliche Anstrengung spüren, liegt bei 850 Schritten. Davon „etwas weniger" wären etwa 800 Schritte. Sie beginnen also mit 800 Schritten täglich und behalten dieses Pensum ein paar Tage bei.

War das ohne Schwierigkeiten möglich, dann steigern Sie die Anzahl um 20 oder 30 Schritte, *ohne* dass Sie sich viel mehr anstrengen müssen – so lange, bis Sie Ihr Wunschziel erreicht haben.

Nach einigen Wochen prüfen Sie den erzielten Erfolg und die Auswirkungen auf Ihr Wohlbefinden.

❯ Wichtig

Warten Sie nicht, bis die Schmerzen zurückgegangen sind

Je passiver Sie sich in der Vergangenheit verhalten haben, desto stärker wird Ihr Grad der Überwindung sein. Nehmen Sie das aufkommende Unlustgefühl einfach mit und beginnen trotzdem.

Und: Schmerzende Bewegungen können alternativ zunächst virtuell/mental (Übung 33) durchgeführt werden, sie haben dennoch eine hohe Effektivität.

Wichtig: Warten Sie nicht erst darauf, dass die Schmerzen vollständig zurückgegangen sind, bevor Sie mit der Aktivität beginnen. Es ist genau umgekehrt: Durch die Bewegung reduziert sich der Schmerz!

Natürlich ist ein Zuviel – Übertreibungen also ebenso wie unbedingtes Durchhalten – genauso unangebracht wie ein Zuwenig. Vermeiden Sie bitte Bewegungen aber nicht deshalb, weil

Sie zunächst mit erhöhter Schmerzwahrnehmung reagieren. Das ist normal, da alle untrainierten Systeme zunächst mit Protest antworten (bekannt z. B. durch den Muskelkater).

Lassen Sie sich durch gelegentliche Tiefs zwischendurch nicht entmutigen. Hüten Sie sich vor der Tendenz, Misserfolge zu dramatisieren und zu resignieren! Verschlimmerungen gehen nach einigen Tagen oder Wochen vorbei, und der Erfolg des Durchhaltens lohnt sich in den allermeisten Fällen. Unsicherheiten besprechen Sie am besten mit Ihrem behandelnden Arzt oder Physiotherapeuten. Aber man kann viel weniger falsch machen, als Sie vielleicht denken.

Anfänglicher Protest ist normal

Wichtig ist, überhaupt etwas zu tun und mit möglichst viel Freude (!) an die Bewegung zu gehen. Nach 6–8 Wochen – oder früher – spüren Sie die ersten Erfolge.

Besonders empfohlene Sportarten für Schmerzpatienten sind Ganzkörperbewegungen im Kraft-Ausdauer-Bereich, dazu gehören: Joggen, Wandern, Nordic Walking, Tanzen, Schwimmen, Aquagymnastik, Radfahren, Gymnastik, kontrolliertes Gerätetraining, Trampolin springen etc.

Sportarten

Hinzukommen können sanfte Methoden, die das Körperbewusstsein stark mit einbeziehen wie Yoga, Feldenkrais-Methode, Eurhythmie u. ä. Sie können aber auch andere Sportarten und Bewegungen wählen, sofern dem medizinisch nichts entgegensteht.

Am sinnvollsten ist es, verschiedene Bewegungsarten im Laufe des Tages zu kombinieren, regelmäßig zu üben, maßvolle Belastungssteigerungen anzupassen – und seine Übungszeit als festen, wichtigen Termin einzuplanen!

Die Übungszeit als festen, wichtigen Termin einplanen

Finden Sie die geeignete Sportart, tun Sie, was Ihnen Freude bereitet – und machen Sie einen Anfang!

Soziale Aktivitäten (wieder-)aufnehmen

Soziale Kontakte und Anteilnahme am gesellschaftlichen Leben bestimmen einen großen Teil unseres Lebens. Menschen sind auf soziale Beziehungen geeicht – der eine mehr, der andere weniger. Das Gefühl, von anderen unterstützt, akzeptiert und gebraucht zu werden, ist uns ein tiefes Bedürfnis. Soziale Aktivitäten können zufriedener machen, Stress reduzieren und Schmerzen senken.

Menschliche Kontakte sind den Meisten ein Bedürfnis

Das kann auf verschiedenen Ebenen und in unterschiedlichen sozialen Kontexten stattfinden: in der Partnerschaft, in der Familie, unter Freunden und Bekannten, im Berufsleben, im Freizeitbereich, in der Nachbarschaft und im Ehrenamt. Wichtig ist, dass Sie am Miteinander teilhaben und Menschen um Sie herum sind, die Ihnen guttun.

Schmerz führt oft zu
Rückzug

Gerade Menschen, die oft Schmerzen haben, neigen dazu, sich zurückzuziehen, weil sie niemandem zur Last fallen wollen, weil sie von ihren Schmerzen genervt sind, weil sie vor Schmerzen die menschlichen Kontakte und Aktivitäten kaum genießen können.

Dadurch und durch Angst vor erneuten Schmerzen werden viele Aktivitäten wie Hobbys oder Sportarten mit der Zeit aufgegeben oder stark eingeschränkt. Der Schmerz bestimmt immer stärker den Lebensrhythmus und den Aktionsradius.

Studien zeigen aber, dass Rückzug eher zu Schmerzverstärkung und zu Chronifizierung führt, weil positive Verstärker wie Spaß, Freude und reale Unterstützung wegfallen.

Aufbau positiver
Aktivitäten

So verständlich es ist, dass man unter Schmerzen wenig Lust zu sozialem Miteinander hat, setzen Sie sich – im richtigen Maß natürlich – darüber hinweg, und finden Sie soziale Aktivitäten, die Ihnen angenehm sind bzw. die Sie gerne (wieder) durchführen wollen. Der Aufbau positiver Aktivitäten wirkt wie ein Antidepressivum.

> Wenn Sie, ganz unabhängig von Schmerzen, anderen Menschen gegenüber mit übermäßigen Ängsten reagieren und soziale Kontakte große Stressreaktionen bei Ihnen auslösen, sollten Sie das mit Ihrem Arzt oder Therapeuten besprechen.

Reflektieren Sie Ihre Interessen und sozialen Aktivitäten. Natürlich können Sie auch Hobbys einbeziehen, die Sie gern allein machen wollen (z. B. Gartenarbeit, Heimwerkern), vermeiden Sie aber nicht generell andere Menschen.

Welche Aktivität würde
Ihnen Spaß machen?

Listen Sie einmal mögliche Aktivitäten auf und berücksichtigen Sie dabei zunächst auch außergewöhnliche Ideen!

Fragen wie diese können dabei helfen:

- Wobei fühle ich mich konkret eingeschränkt? Was habe ich früher gern gemacht, welche Aktivitäten habe ich in letzter Zeit vermieden oder sogar ganz aufgegeben?
- Was erweckt mein Interesse, welche Aktivitäten würde ich wirklich gern wieder aufnehmen, welche in Zukunft gern entwickeln?
- Gibt es andere Gründe als den Schmerz selbst, die mich davon abhalten, am Leben teilzunehmen – etwa die Angst vor Verantwortung, Bequemlichkeit, verlorenes Selbstvertrauen, mangelnde soziale Gelegenheiten etc.?

Was vermeiden wir bei
Schmerz?

- Wo bietet mir der Schmerz einen gewissen Schutz vor Überforderung, wo hat er eine Signalfunktion? Wo ist dieser Schutzschild übertrieben, wo „schützt" er mich unangebracht oder zu früh?

Die Beantwortung dieser Fragen erfordert einen offenen Umgang mit sich und seinen Gefühlen. In der Regel vermeiden wir Dinge, die Unlust und Widerstand in uns hervorrufen. Diese Gefühle gilt es zu erkennen und einmal unabhängig vom Schmerz zu betrachten. Und vielleicht haben Sie den Mut, diese Hindernisse zu überwinden.

Wenn Schmerz oder die Angst vor Schmerzen als Hauptvermeidungsgrund übrig bleiben, so sollten Sie nach medizinischer Abklärung entscheiden, welche Hobbys, Bewegungen und sozialen Aktivitäten bei Ihnen gefahrlos erlaubt sind. Auch wenn es natürlich wenig Spaß macht, wenn Bewegungen und Aktivitäten zunächst mit stärkeren Schmerzen einhergehen – hüten Sie sich vor der Tendenz, immer mehr aufzugeben! Es wäre es fatal, dem Schmerz durch immer weitere Ruhigstellung nachzugeben. Der Schmerz wird langfristig eben nicht weniger. Und die resultierenden Probleme können größer werden als Ihr augenblicklicher körperlicher Schmerz. Durch sozialen Rückzug, reduzierte Gelegenheiten von Spaß, sinkendes Selbstvertrauen etc. wird das Leben zunehmend eingeschränkter, und der Schmerz rückt immer weiter in den Lebensmittelpunkt. Nur *Sie* können das ändern!

Die Schmerzspirale durchbrechen

Ist eine Veränderung des Schmerzverhaltens notwendig?

Natürlich geht ein Schmerzerleben immer mit äußerlich sichtbaren Schmerzreaktionen einher. Wer Schmerzen hat, bringt das zum Ausdruck – selbst der Versuch, Schmerzen zu unterdrücken, zeigt sich irgendwie …

Schmerz wird immer zum Ausdruck gebracht …

- durch Mimik und Gestik oder Schonhaltungen, durch Bewegungsunruhe oder Bewegungsvermeidung,
- durch sprachlichen Ausdruck wie Stöhnen, Fluchen, Klagen; Unterhaltungen kreisen oft um das Thema Schmerz,
- durch schmerzbedingte Handlungen wie Berühren oder Reiben der schmerzenden Körperstelle, Medikamenteneinnahme, Vorsichtsmaßnahmen, Vermeidungen, vermehrte Arztbesuche,
- durch die Reaktionen der Umgebung, bei Schmerz helfen zu wollen,
- durch die Möglichkeit, durch Schmerz unangenehme soziale Kontakte und Verpflichtungen zu vermeiden,
- durch begleitende Gedanken und Stimmungen: Angst und Befürchtungen hinsichtlich zu erwartender oder bestehender Schmerzen haben Reaktionen wie Gereiztheit, Antriebsschwäche oder Mutlosigkeit zur Folge.

… z. B. durch Mimik oder Körperhaltung

Besonders die *nichtverbale* Kommunikation verändert sich, Schmerzgeplagte neigen dazu, ihre Schmerzen über ihre Mimik (z. B. ein schmerzverzerrtes Gesicht), Gestik (z. B. Reiben der schmerzhaften Region) oder Körperhaltung (z. B. Schonhaltung) auszudrücken.

Was zunächst spontan als Reflex den Schmerz geschieht, wird chronisch, wenn Angehörige mit Zuwendung, Mitleid oder besonderer Unterstützung darauf reagieren.

Gut gemeint – dennoch schädlich

Alle Reaktionen sind verständlich und meist gut gemeint – und doch auf Dauer schädlich. Denn leider erleben Gehirn und Körper dies unbewusst als Belohnung – das Gehirn assoziiert: Schmerz und liebevolle Behandlung gehören zusammen – auch wenn das durchaus nicht Ihre Absicht ist, und Sie den Eindruck haben, bei Ihnen sei das anders.

> Wohlgemerkt, Sie müssen Schmerz vor anderen nicht verleugnen oder unterdrücken. Sie können ihn bewusst wahrnehmen, ihn vor Freunden/der Familie konkret benennen, und sie können aktiv (!) um Hilfe und Unterstützung bitten.

Das heißt natürlich, dass Partner, Familie und Freunde ihrerseits ihr Verhalten verändern können, um Sie bei Ihrem Schmerzbewältigungsprozess zu unterstützen. Was gibt es zu tun?

Dazu einige unterstützende Regeln für Angehörige:

- Auch wenn Sie beim Anblick von Schmerzverhalten den Impuls verspüren, sofort helfend einzugreifen: Auf Schonhaltung und Stöhnen sollte zurückhaltend reagiert werden. Besser Sie fragen konkret nach und hören zu, als dass Sie sofort Hilfeleistung anbieten.

Helfen Sie gerade so viel wie nötig

- Günstiger als eine komplette Übernahme von Tätigkeiten ist die teilweise Unterstützung dabei. Helfen Sie gerade so viel, wie nötig ist.
- Zuwendung, Lob und Ermutigung sollten besonders in schmerzfreien Phasen erfolgen, sodass eher schmerzunabhängige Reaktionen gestärkt werden.
- Vermeiden Sie ständiges Nachfragen nach dem Befinden! Das fixiert eher das Problem.
- Lassen Sie sich nicht von der Schmerzsituation vereinnahmen. Lernen Sie zu unterscheiden, was Ihre Verantwortlichkeit ist – und was eben nicht.

Unangenehmen Gefühlen standhalten lernen

- Lernen Sie, Ängste und negative Erwartungen – auch bei sich selbst – zu bemerken und auszuhalten – oder zu bearbeiten.

Als Partner oder Angehöriger dürfen und sollten Sie sich Gefühle der eigenen Überforderung und Grenzen bewusst machen. Am besten, Sie sprechen sie offen an. Denn Vorwürfe oder gereizte Reaktionen führen bei dem Betroffenen eher zu Beschämung oder Schuldgefühlen, die ihrerseits mit Angriff oder Rückzug beantwortet werden.

Körperliche Aktivitäten und Eigenverantwortung sollten bei den Schmerzbetroffenen sooft wie möglich ermutigt und unterstützt werden. Hilfe sollte nur dann angeboten werden, wenn sie tatsächlich angefordert wurde.

Welche Hinweise will der Schmerz vielleicht geben?

Schmerzsymptome könnten einen wertvollen Versuch des Körpers darstellen, ein neues Gleichgewicht zu schaffen. Wenn Sie sich fragen, was Ihnen z. B. der Kopfschmerz in dieser Situation sagen will, werden Sie eventuell aufmerksam auf Ursachen und schmerzverstärkende Faktoren.

Versuch der Wiederherstellung des Gleichgewichtes

Sie könnten sich fragen: Welchen Sinn macht gerade dieser Schmerz, gibt er mir Hinweise

Wo gibt es ein Zuviel – wo ein Zuwenig?

- auf eine angespannte oder belastende Körperhaltung – wären mehr Bewegung, wenigstens eine Haltungskorrektur oder frische Luft nötig?
- auf zuviel Stress und Hektik – bräuchte ich eine Ruhepause oder mehr Schlaf?
- auf zu hohen Verbrauch schädigender Substanzen wie Nikotin, Koffein, Alkohol oder Medikamente?
- Sehr häufig: auf Wünsche, Bedürfnisse, die im Widerspruch zu meiner Realität stehen?
- auf angestaute oder unterdrückte Emotionen, die ich noch nicht adäquat zum Ausdruck bringen konnte?
- auf bisher vernachlässigte Körper- oder Lebensbereiche, um die ich mich mehr kümmern müsste?
- auf Gedanken, die immer wieder durch meinen Kopf kreisen und für die ich keine Lösung finde? Wie kann ich sie beenden, und wo gibt es tauglichere Methoden zur Problemlösung?

Wenn Sie solche Signale ernst nehmen und folglich Lebensbedingungen bzw. das eigene Verhalten verändern, dann wird einiger Schmerz in Zukunft gar nicht erst aufkommen.

Stress und Überforderung

Dass Stress und andauernde Belastungen klassische Schmerzverstärker sind, können die meisten Schmerzpatienten bestätigen. Umgekehrt ist auch Schmerz ein potenzieller Stressfaktor, denn wir fühlen uns durch den Schmerz belastet. Das hält einen negativen Stresskreislauf in Gang. Gelingt es, negativen Stress zu kontrollieren bzw. zu bewältigen, wird sich auch der Schmerz reduzieren.

Stressreduktion ist Schmerzreduktion

Menschen mit chronischen Schmerzen zeigen häufig ein verändertes Stress- und Problembewältigungsverhalten, und die meisten wünschen sich einen konstruktiveren Umgang mit Stress.

> ❯ *Wenn Sie als Patient auf Stress extrem mit Schmerzen reagieren, so sollten Sie sich über das Thema Stressbewältigung noch einmal gesondert informieren. Stressbewältigungskurse werden z. B. von Volkshochschulen, Krankenkassen und Psychologen angeboten.*

▪ Was ist Stress?

Stressoren sind Faktoren, die wir als bedeutsam oder gefährlich, aber im Moment nicht wirklich bewältigbar, einschätzen

Stress wird als Synonym für eine belastende äußere Situation, für einen angespannten inneren Gemütszustand oder für eine Art Alarmreaktion benutzt. Stress kommt grundsätzlich dann zustande, wenn sich der Mensch bzw. sein Organismus überfordert fühlt und seine augenblicklichen oder wahrgenommenen Ressourcen, d. h. Lösungsmöglichkeiten nicht ausreichen.

Dabei können äußere Stressoren (wie Zeitdruck, Leistungsanforderungen, kritische Lebensereignisse etc.) oder innere Stressoren (Einstellungen, Antreiber oder Gedankenmuster) Überforderungsreaktionen auslösen.

Das Erleben von Stress ist immer ein körperlich-seelischer, häufig im Rahmen einer Kettenreaktion aktivierter Prozess, der auf verschiedenen Ebenen stattfindet:
- auf kognitiver Ebene (das sind Gedanken, Bewertungen, Einstellungen),
- auf emotionaler Ebene (Gefühle – auch die nicht bewusst wahrgenommenen),
- auf vegetativer Ebene (wie Pulsfrequenz, Schwitzen, Verdauung),
- auf muskulärer und sensorischer Ebene (wie Sinneswahrnehmungen, Fühlen) und werden allesamt, häufig als Kettenreaktion, aktiviert.

Stress ist nicht per se negativ

Dabei wirkt Stress nicht per se negativ. Im Gegenteil, Anstrengungen, Frustrationen und schmerzliche Erfahrungen gehören zum Leben. Sie können und sollen nicht vermieden werden, denn der Organismus wächst daran. Gerade dann, wenn man die Herausforderung als wertvolle Erfahrung oder mit Gelassenheit betrachten kann, wird sie als bereichernd erlebt. Die jeweilige innere Einstellung beeinflusst entschieden, wie problematisch Stress erlebt wird.

Der Körper ist aber nicht für Dauerstress geschaffen; nach Phasen der Anspannung braucht er eine Phase der Erholung. Während akuter Stress eine sinnvolle Aktivierung für den Organismus bedeuten kann, wird chronischer Stress zur Überforderung. Genau das passiert bei schwelenden Konflikten, permanenter Angst oder Hilflosigkeit. Bleibt eine lang anhaltende Alarmreaktion im Körper bestehen, so kann sie auf Dauer den Organismus eher schädigen, dies sowohl körperlich wie seelisch.

Nach Anspannung ist Erholung nötig

▪ Stressbewältigung

Wie kann (Dauer-)Stress nun reduziert, bewältigt oder unschädlich gemacht werden?

Grundsätzlich gibt es drei Zugänge zur Stressbewältigung – folgende Faktoren können potenziell beeinflusst werden:

Drei Zugänge zur Stressbewältigung

- *äußere* Stressoren (ausgehend von Umgebungsbedingungen, von Mitmenschen, von der augenblicklichen Situation und Verhältnissen, in denen man lebt),
- *innere* Stressoren (ausgehend von eigenen Gedanken, Affekten, persönlichen Einstellungen und Bewertungen),
- die *eigenen Reaktionen* (die Körperreaktionen, das eigene Handeln und Verhalten) in Bezug auf erlebten Stress.

Praxistipp

Wenn Sie Stress besser bewältigen wollen, stellen Sie sich zunächst folgende Fragen:

Was läuft gut in meinem Leben, und wo bin ich stark belastet?

Welche Faktoren lösen bei mir Stress aus oder verstärken ihn?

Sie können auch die Problemanalysestrategien aus dem Abschn. „▶ Wie Sie Ihr Verhalten schrittweise verändern können" (S. 118–120) zu Hilfe nehmen.

Problemanalysestrategien

Aufspüren und Verändern äußerer Stresseinflüsse

- Welche Lebensbereiche empfinden Sie als belastend?
  - Wie zufrieden sind Sie mit Ihrem Privatleben in Bezug auf Partnerschaft, Familie und Freundeskreis?
  - Wenn Sie an Ihre berufliche Tätigkeit denken, wie hoch ist derzeit Ihre Arbeitszufriedenheit?

– Neben guten sozialen Beziehungen hat das Arbeitsumfeld eine enorm hohe Bedeutung für die Lebenszufriedenheit; es kann zu einem großen Stressfaktor werden, wenn die Beziehung zu Kollegen, Vorgesetzten, kurz das Betriebsklima, nicht stimmt.
– Was gefällt Ihnen – und was nicht? Was stört genau?
– Was bräuchten Sie, um sich wohlzufühlen?
– Wo können Sie oder andere Veränderungen bewirken?
– Welche Fähigkeiten werden Sie einsetzen, um Ihr Ziel zu erreichen? Und welche Fertigkeiten müssten Sie erst noch erlernen bzw. entwickeln?

Alltägliche Stresssituationen

■ Durchforsten Sie einmal Ihren Tagesablauf:
– In welchen Situationen geraten Sie leicht/regelmäßig unter Stress: wo – wann – wobei genau?
– Wo und wie können Sie durch eine verbesserte Planung Ihre Arbeit und Ihre Aufgaben vereinfachen, wodurch effizienter gestalten?
■ Wo und wann bestehen Möglichkeiten, belastende Situationen zu reduzieren, zu verschieben oder andere in die Aufgaben mit einzubinden?
■ Wo muss ich Prioritäten setzen: Was ist zugleich wichtig und dringlich?

Zeit und Muße zur Erholung

■ Nehmen Sie sich genügend Zeit zur Erholung?
Wo und wann besteht die Möglichkeit, sich zurückzuziehen und eine Pause einzulegen? Können Sie sich das gönnen, oder bereitet Ihnen das wiederum Stress?
■ Wie lässt sich Ihre Zeit besser planen? Wo können Sie Zeitdruck reduzieren, indem Sie z. B. größere Zeitspannen einplanen und sich dadurch Freiräume schaffen?
■ Wenn zwei Bedürfnisse gleichzeitig bestehen (z. B. der Wunsch nach Ruhe und zugleich Lernen müssen für eine Prüfung): Wie sind sie zusammenzubringen oder sinnvoll nacheinander zu erfüllen?

❯ Wenn es sich um stark belastende Lebensbereiche handelt, um Probleme, die Sie allein nicht mehr bewältigen können, scheuen Sie sich nicht, andere um Hilfe zu bitten.

Verschiedene Veränderungsmöglichkeiten finden

Finden Sie Veränderungsmöglichkeiten, wo immer es geht. Es gibt wahrscheinlich mehr davon als Sie im ersten Augenblick denken. Seien Sie kreativ, sammeln Sie verschiedene Lösungsvarianten und probieren sie dann aus!

Erkennen und Verändern innerer Einstellungen

Häufig sind es nicht nur Umgebungsfaktoren, sondern eigene Gedanken und Einstellungen, die wie innere Antreiber oder Widerstände wirken und den Organismus in Alarmbereitschaft versetzen. Sie sind in geeigneten Situationen sehr nützlich, wenn sie aber unkontrolliert oder dauerhaft wirken, blockieren sie eher konstruktive Problemlösungen. Zu erkennen sind sie an inneren Sätzen wie: Ich muss/sollte unbedingt … Das darf so nicht sein … Ich habe 100 % Recht ….

Innere Antreiber

Stressfördernde Einstellungen sind z. B. hohe Erwartungen an sich selbst, an andere und an das Leben. Werden sie nicht im erhofften Maße erfüllt, wird das Leben als unfair und ungerecht erlebt. Das ist verständlich, aber wenig sinnvoll.

Hohe Erwartungen an sich selbst

Weitere typische innere Stressauslöser sind Ängste jeglicher Art: zuviel Angst um seine Gesundheit, um nahestehende Menschen, Angst vor Kritik, vor Arbeitsplatzverlust etc. Die Unsicherheiten des Lebens in Teilen zu akzeptieren fällt vielen Menschen schwer – damit machen sie sich aber das Leben besonders schwer, vor allem dann, wenn es Bereiche betrifft, die sie selbst gar nicht beeinflussen können.

Ängste

Hohe Leistungsansprüche an sich selbst wie an andere, überhöhte Erwartungen und häufige innere Widerstände machen ungeduldig, frustriert, ein schlechtes Gewissen – und lösen Stresserleben aus.

Wenn die Stressoren also im kognitiv-emotionalen Bereich, in den eigenen Bewertungen und Sichtweisen, liegen, oder wenn äußere Umstände nicht weiter verändert werden können, dann wird man seine innere Einstellung der Situation gegenüber ändern müssen, will man Stressreduktion und mehr Gelassenheit erreichen.

Die innere Einstellung ändern

Fragen wie diese können dabei helfen:
- Über welche inneren Antreiber, Kritiker, Unsicherheiten verfüge ich?
- In welchen Situationen treten sie auf?
- Welche Gefühle lösen sie bei mir aus? Zu welchem Verhalten führen sie?
- Wo könnte ich den Druck herausnehmen, ein „Ich muss/es muss so sein" umwandeln in ein „Es wäre wünschenswert …, es wäre möglich …"?
- Welche inneren Einstellungen sind nützlich und führen zu sinnvollem Verhalten – und welche hemmen mich eher? Welche davon will ich (zuerst) verändern?

Welche inneren Einstellungen helfen mir?

Übungen zur Kontrolle und Veränderung der eigenen Gedankenmuster, der persönlichen Einstellungen und Bewertungen finden Sie in Teil 2 dieses Buches.

Erhöhung der Stressresilienz und Stärkung der Regeneration

Körperlich-seelische
Regeneration

Nicht alle äußeren oder inneren Stressfaktoren können oder sollen vermieden werden. Um dann nicht überfordert zu sein, ist sinnvoll, seine Stressresistenz zu erhöhen und seine Kräfte zu schonen. Was stärkt die eigene Belastbarkeit, wie wird Gelassenheit und körperlich-seelische Regeneration möglich?

Eine Stärkung der Regeneration ebenso wie eine Erhöhung der Stressresistenz ist möglich, wenn Sie folgende Punkte beachten:

- Üben und praktizieren Sie regelmäßig eine Entspannungstechnik.
- Sorgen Sie für regelmäßige Bewegung und sportliche Aktivitäten.
- Legen Sie regelmäßig Pausen ein – so können Sie körperlich wie mental zwischendurch einmal „abschalten".
- Schaffen Sie sich einen Ausgleich durch Hobbys, Freizeitaktivitäten und eigene Interessen. Aber verfallen Sie auch nicht in „Freizeitstress".

Erholung und Stress-
impfung

- Bringen Sie den Anteil von Arbeit und Privatleben in eine sinnvolle, praktikable Balance.
- Suchen Sie wo immer möglich nach sozialer Unterstützung und Kontakt zu Freunden.
- Sorgen Sie für ausreichend Schlaf, Ruhe und einen angemessenen Tag-Nacht-Rhythmus.
- Schaffen Sie sich Freiraum, stärken Sie Ihre Distanz zu belastenden Dingen durch Perspektivenwechsel und Änderung innerer Einstellungen. Das bedeutet natürlich auch, sich von Vergangenem lösen zu müssen …
- Sie entlasten sich durch ein kontrolliertes Ausleben von Emotionen im „geschützten Rahmen" – z. B. durch (imaginäres) Schimpfen, körperliches Abreagieren in der Bewegung, Trauer spüren und zulassen etc.
- Sie können sich und Ihre Emotionen zum Ausdruck bringen durch persönliche Gespräche, durch Malen, freies Tanzen etc.

Stressoren akzeptieren

- Lernen und üben Sie, innere wie äußere Stressoren zu akzeptieren und auszuhalten – oder zu bearbeiten.
- Nehmen Sie angespannten Situationen hin und wieder durch Humor den Stachel. Wenn Sie in einer misslichen Lage lachen können, nehmen Sie sich selbst und Ihre Umwelt nicht so ernst, das entspannt.
- Setzen Sie sich im Alltag immer wieder einmal Stresssituationen aus und begegnen ihnen mit veränderten Denk- und Verhaltensweisen (gelassener/interessierter/amüsierter). Probieren Sie das tatsächlich praktisch aus!

— Schulen Sie Ihre Sinne, leben Sie im Hier und Jetzt durch Genusstraining und Achtsamkeit (Übungen 8 und 9), das beruhigt und senkt das Stressempfinden.

Leben Sie in der Gegenwart

— Das Lösen von Problemen und konstruktives Kommunizieren (Abschn. „► Gelungene Kommunikation als Bestandteil der Schmerzbewältigung", S. 139 ff.) wirkt stresssenkend, denn schwelende Konflikte reiben auf und führen zu Kraftverlust. Dieser Aspekt kann nicht genug betont werden. Schauen Sie dabei auch auf Konflikte, die in der Vergangenheit entstanden sind und – mitunter in veränderter Form – heute noch nachwirken!

Praxistipp

Wenn es darum geht, kurzfristig und effizient sofort Stress abzubauen, helfen folgende Techniken im Sinne einer ersten Stresshilfe am besten:
— Bewegung mit körperlicher Anstrengung
— Atemübungen
— Achtsamkeitsübungen
— Umlenkung der Aufmerksamkeit
— Gedankenstopp
— ABC-Modell
— Entspannungsmethode

Tipps zum sofortigen Stressabbau

Die Frage ist also nicht nur, wie sich Stress vermeiden lässt, sondern wie es gelingt, sich dagegen „immuner" zu machen. Das macht ausgeglichener und gelassener, Sie werden kompetenter mit Stress umgehen lernen.

Kompetenter mit Stress umgehen

Ungelöste Probleme und Lösungsstrategien

Ungelöste Konflikte und Probleme gelten, wie gesagt, als hohe Stressfaktoren und damit als Schmerzverstärker.

Jeder Mensch hat Probleme in seinem Leben zu bewältigen. Das ist sinnvoll, denn unser Gehirn ist auf Problemlösen und Lernen regelrecht programmiert. Auch wenn Probleme zunächst unangenehm sind und wir sie am liebsten vermeiden wollen, so gäbe es keine Entwicklung, wenn wir nicht auch an Grenzen stießen. Die meisten Menschen sehen allerdings in Hindernissen keine positive Herausforderung und nehmen Probleme so lange nicht wahr, bis diese überdimensional angewachsen – und dementsprechend schwieriger zu lösen sind. Deshalb: Wehret den Anfängen!

Das Gehirn ist auf Problemlösen und Lernen programmiert

Ungelöste Konflikte werden zum Dauerstress

Erst wenn die Problemsituation erkannt und das Problem so genau wie möglich benannt ist, können Lösungen entworfen werden. Um Verhaltensmuster erkennbar zu machen, muss man innehalten und Schritt für Schritt die Situation neu erleben, man kann quasi als sein eigener Beobachter – in aufmerksam akzeptierender Weise – einen inneren Film in Zeitlupe ansehen.

Folgendes Vorgehen kann hilfreich sein:

- **Erster Schritt: Problemwahrnehmung und -identifizierung**

Womit bin ich unzufrieden?

- Was genau ist das Problem, womit bin ich (sehr) unzufrieden?
- Was in meinem Leben sollte sich verändern – und was sollte sich nicht verändern?
- In welchen Situationen genau bemerke ich das Problem? Wer ist beteiligt, welche Bedingungen spielen eine Rolle?
- Welche Gedanken und Gefühle werden bei mir ausgelöst? Gibt es da ein Muster – vielleicht gar ein Lebensmuster –, das sich zeigt?
- Wie genau reagiere ich dann üblicherweise?
- Welche Folgen hat das für mich?
- Welcher Anteil liegt bei mir selbst und welcher eher an äußeren Umständen? Was davon kann ich verändern, was kann ich nicht (unmittelbar b)eeinflussen?
- Welche Nachwirkungen und Auswirkungen hat das Problem auf andere Teile meines Lebens?

Wer oder was könnte helfen?

- Was genau könnte mir am besten helfen in dieser Situation?

2. Schritt: Zielentwurf und Lösung finden:

Konkrete Ziele setzen

- Welche Ziele, Lösungen oder Verhaltensänderungen kommen prinzipiell in Frage?
- Wenn wie durch einen Zauber das Problem gelöst wäre, wie würde sich das anfühlen? Woran merke ich noch, dass dann etwas anders ist?
- Welches Ziel ist momentan realistisch erreichbar und
  - was müsste ich vorher noch klären/lösen oder lernen?
  - mit welchen Hindernissen muss ich rechnen, und wie kann ich damit umgehen?
  - welche Mittel, Fertigkeiten und Unterstützung bräuchte ich?
  - wo muss ich Abstriche machen?
  - Wie ist meine innere Einstellung dazu, wo verspüre ich Widerstände, welche davon müsste ich vorher überwinden?

- Welche Konsequenzen hätte eine Veränderung meines Verhaltens für mich – und welche für meine Umgebung?
- Welche innere Einstellung macht es mir schwer, eine Veränderung zu erreichen? Was fehlt mir noch, damit ich sie verändern könnte?
- Welche Gedanken und Einstellungen bringen mich meinem Ziel näher?
- Welche Lösungsvorschläge würden mir andere kompetente, von mir akzeptierte Personen machen?

Erstellen Sie nun eine Rangfolge der brauchbarsten (witzigsten/einfachsten …) Lösungen.

Kreative Lösungsvorschläge

■ Schritt: Antizipation

Antizipation ist das gedankliche Vorweghandeln im Sinne eines Übens im Sicherheitsbereich. Hier kann ausprobiert und modifiziert werden, ohne dass Verhalten schon echte Konsequenzen im realen Leben hätte – nutzen Sie dieses Übungsfeld!

Gedankliches Vorweghandeln

Suchen Sie die in Schritt 2 ermittelte, für Sie passende Lösung aus und überlegen Sie konkret, wie sich diese in die Tat umsetzen ließe:
- Wie handle ich wann – wo – mit wem?
- Mit welchen Hindernissen muss ich rechnen – und wie werde ich diese bewältigen? Dies ist ein wichtiger Punkt – seien Sie ehrlich mit sich!

Sie können die Umsetzung der Lösung gedanklich wieder wie einen Film betrachten – achten Sie dabei auf Ihre Empfindungen. Sobald diese negativ gefärbt sind (Widerwillen, Ängste, Ärger, Sorgen …), korrigieren Sie Ihren „Lösungsfilm". Modulieren Sie das mögliche Ergebnis soweit, bis Ihre Widerstände beseitigt sind und Sie es wirklich als stimmig empfinden.

Gedankliche Umsetzung der Lösung

Wenn Sie eine adäquate Lösung gefunden haben – wie gesagt, muss sie sich unbedingt für Sie „richtig" anfühlen –, so sollte diese zum Abschluss noch einmal gedanklich durchgespielt werden.

4. Schritt: Anwendung und Überprüfung

Jetzt geht es um die Umsetzung Ihrer Strategie im realen Leben, insbesondere in der Problemsituation. Dieser Schritt ist sehr wichtig! Wenden Sie praktisch an, was Sie vorher erdacht und durchgespielt haben. Anfangs reicht allerdings eine leichte bis mittelschwere Problemsituation, um sich nicht zu überfordern.

Umsetzung im realen Leben

Wenn die Lösung geglückt ist, Sie das Problem also erfolgreich bewältigen konnten – genießen Sie es!

Gönnen Sie sich bewusst Zeit

Wenn Sie Ihr Ziel nicht erreicht haben, dann gönnen Sie sich bewusst eine Zeit der Traurigkeit, Wut oder Enttäuschung. Danach rekonstruieren Sie:

- Was hat schon gut funktioniert, und wo hat es noch gehakt – wo genau und durch welche Umstände/Verhaltensweisen/Einstellungen?
- Welche Hindernisse habe ich nicht ausreichend berücksichtigt? Sind das eventuell Hindernisse, die ich überwinden sollte, weil sie durch frühere – heute nicht mehr adäquate – Erfahrungen entstanden sind (sehr häufig!)?
- War das Ziel unrealistisch, oder wollte ich zu viel auf einmal?

Was genau hat gefehlt?

- Hat mein Problem vielleicht auch Vorteile, sodass es ein Verlust für mich wäre, diese aufzugeben?

Hier gilt es, ehrlich mit sich zu sein und genau zu analysieren.

Finden und probieren Sie dann eine andere Lösungsalternative!

> **Praxistipp**
>
> Es ist überaus vorteilhaft, sich zu den eigenen Schritten schriftliche Notizen zu machen. Vieles wird klarer und bewusster und erspart spätere Arbeit.
>
> Achten Sie insbesondere bei anstehenden Entscheidungen darauf, dass „Kopf und Bauch" übereinstimmen. Ablehnende Gefühle sollten nicht ignoriert werden, sondern ggf. selbst Gegenstand einer Analyse sein.

Entscheiden Sie sich!

Eine negative Situation zu verändern und dabei eventuell (zunächst) eine nicht optimale Entscheidung zu treffen, ist allemal hilfreicher, als *keine* Entscheidung zu treffen und sich ständig hin- und hergerissen zu fühlen!

Auch wenn es aufwendig erscheint – was es zweifellos ist – halten Sie durch! Wenn Sie die Erfahrung konstruktiv gelöster Probleme gemacht haben, möchten Sie nicht mehr darauf verzichten – und ihre Umgebung ebenso wenig.

Gelungene Kommunikation als Bestandteil der Schmerzbewältigung

Jegliches In-Beziehung-treten mit seinen Mitmenschen wird über Kommunikation zum Ausdruck gebracht. Das gilt natürlich auch für das Austragen von Konflikten. Viele Schwierigkeiten entstehen durch mangelnde, nicht transparente oder ineffektive Kommunikation. Sich auszudrücken, seine Wünsche und Bedürfnisse zu vermitteln, sich auszutauschen, ist ein zutiefst menschliches Bedürfnis.

Kommunikation heißt In-Kontakt-sein

Gelungene Kommunikation erfordert einen Konsens zwischen „Herz und Kopf". Das heißt, Gefühls- und Verstandesebene wollen klar erfasst und zum Ausdruck gebracht werden. Das Gegenteil findet man: beim ewigen Jammern und Nörgeln, beim ausschließlich rationalen Handeln, beim Vorwurf etc. Solche Kommunikationsformen fördern massiv die Unzufriedenheit, verstärken Stressfaktoren und begünstigen damit Schmerzen.

Gelungene Kommunikation ist ein ganz wesentlicher Bestandteil der Schmerzbewältigung, weil

1. manche mitmenschlichen Probleme aus dem Weg geräumt werden können, das spart viel Kraft;
2. viele Schmerzbetroffene dazu neigen, ihre Gefühle und Bedürfnisse nicht offen auszudrücken; hier kann man dazulernen.

Was fördert eine effektive Kommunikation?

Die eigene innere Einstellung, mit sich und anderen respektvoll umzugehen, ist die erste Voraussetzung für ein gelungenes Miteinander. Genügend Zeit, Aufmerksamkeit sowie die Bereitschaft, sich in andere hineinzufühlen, sind weitere wichtige Faktoren.

Effektive Kommunikation

> ❯ Wenn Sie wiederholt Probleme mit Mitmenschen haben, deren wesentliche Ursache im Kommunikationsbereich liegen, oder wenn Sie beruflich viel kommunizieren müssen, kann es sinnvoll sein, sich hier extra schulen zu lassen. Möglichkeiten dazu gibt es z. B. in Kursen von VHS und Bildungsstätten.

Es gibt einige grundlegende gemeinsame Merkmale gelungener Kommunikationsprozesse:

Zuhören Aufmerksames Zuhören ist ein sehr wichtiges Element einer Interaktion. Es bedeutet, selbst nicht (dazwischen) zu sprechen, aber auch, offen und bereit zu sein für die Worte, Meinungen und Gefühle des anderen.

Aufmerksamkeit und Offenheit

Mitfühlen	**Empathie** Das ist die Fähigkeit, sich in die Lage des anderen zu versetzen, quasi die Perspektive wechseln zu können und einfühlend bereit zu sein, dessen Tun sowie seinem innerem Erleben zu folgen und dies verstehen zu wollen.
Wertschätzung	**Akzeptanz** Das ist die grundsätzliche Wertschätzung und Annahme seines Gegenübers, die Bereitschaft, für einen Moment das Gesagte des anderen aufnehmen zu können, ohne sogleich „dagegen schießen" zu müssen. Es bedeutet, mit Respekt und Rücksichtnahme dem anderen so zu begegnen, wie man selbst gern behandelt werden möchte. Es bedeutet nicht eine Aufgabe des eigenen Standpunktes – aber die Öffnung für eine eventuell notwendige Korrektur oder Erweiterung.
Authentizität	**Echtheit** Authentisch ist, wer seine eigenen Gefühle und Einstellungen wahrnehmen, akzeptieren und zum Ausdruck bringen kann, wer offen und ehrlich dem anderen gegenüber ist, ohne zu verletzen. Echt sein bedeutet auch, tatsächlich zu denken, was man sagt.
Art und Weise	**Nonverbale Elemente** Bedeutender als das, *was* man sagt, ist, *wie* man es sagt. Durch Tonfall, Mimik, Gestik, Körperhaltung etc. wird am ehesten ausgedrückt, wie man etwas wirklich meint.
Erfahrungen und Meinungen sind verschieden	**Konflikte akzeptieren** Überall, wo Menschen aufeinander treffen, gibt es unterschiedliche Einstellungen, Erfahrungen, Meinungen, das ist normal. Das bedeutet auch, dass man – ohne Dramatik oder Katastrophengedanken – Probleme und Konflikte als Teil seines Lebens ansehen kann. Sie auch auszuhalten und so unaufgeregt wie möglich zum Ausdruck bringen zu können, ist ein wichtiger Punkt, denn mit Erwartungen an sich selbst und an andere wird (oft unnötig) Druck aufgebaut.

Ohne sein Gegenüber verletzen zu müssen, können die eigenen Gefühle und Bedürfnisse angesprochen werden. Offen formuliert, statt verdeckt und manipulativ, können gemeinsam konstruktive Lösungen entwickelt werden.

Gemeinsam konstruktive Lösungen entwickeln	Wenn Sie ein schwieriges Kommunikationsthema lösen möchten, kann das in folgender Weise gut funktionieren:
	▬ Bevor Sie in die Situation eintreten, überlegen Sie:
	  – Wie ist die augenblickliche Situation, oder was genau ist passiert?
	  – Was will ich bzw. will ich nicht?
	  – Und – ganz wichtig – wie wird Ihr Gegenüber wahrscheinlich reagieren?
	  – Machen Sie sich gedanklich Notizen.

Innerer Freiraum	▬ Schaffen Sie sich innerlich einen Freiraum, nehmen Sie Distanz ein zum Konfliktthema, oder ändern Sie ihre Sichtweise diesbezüglich (Übung 5: Perspektivenwechsel).

- Gehen Sie möglichst freundlich und ergebnisoffen in das Gespräch.
- Versuchen Sie, sich auf die positiven Seiten des anderen einzulassen und sich nicht ausschließlich auf den Konfliktpunkt zu fixieren.

Die positiven Seiten des anderen

- Sie sollten gut zuhören, dabei möglichst offen, freundlich und gelassen bleiben. Dabei öffnet es Türen, wenn Sie immer wieder einmal zum Ausdruck bringen, dass Sie Ihr Gegenüber verstanden oder sogar Verständnis für dessen Argumente haben.

Verständnis

- Sie können Interesse bekunden und Fragen stellen, dem anderen die Gelegenheit geben, seine Sicht der Dinge darzustellen.
- Statt Vorwürfe zu machen, können Sie diese als eigene Wünsche umformulieren.

Wünsche statt Vorwürfe

- Fast jedem tut ein Lob oder eine Anerkennung gut, da wo Sie es ehrlich meinen.
- Versuchen Sie klar und authentisch zu formulieren.
- Aufkommende oder gespürte Emotionen sollten Sie wahrnehmen und ansprechen, denn sie verschwinden in der Regel nicht von allein und führen oft zu Irritationen.

Das geschieht am besten durch sogenannte Ich-Botschaften:

Ich-Botschaften

1. Sie benennen das, was Sie wahrnehmen, Ihr eigenes Empfinden und machen dabei keine Vorwürfe: „Ich habe das Gefühl/empfinde/habe bemerkt, dass …"
2. Dann können die Auswirkungen auf die Situation oder das eigene Befinden gezeigt werden: „Dadurch fühle ich mich/ kann ich nicht/hat das Folgen für …"
3. Anschließend formulieren Sie Ihren Wunsch/Ihre Erwartung/Ihre Bitte: „Ich hätte gern/lieber/ich wünschte mir …"

So formulierte Anliegen und Wünsche führen häufig zum Erfolg, und Konflikte werden bewältigt. Das bedeutet nicht, dass man immer seinen Willen durchsetzt oder Recht bekommt. Es bedeutet aber, dass man in guter Verbindung bleibt, kooperieren und gemeinsam zum Ziel kommen kann.

Die Bewältigung unangenehmer Konfliktgespräche wirkt befreiend, und man kann sie erlernen!

Bevor es in die reale Situation geht, kann man gedanklich einen Probelauf durchspielen. Man kann die Situation vor dem Spiegel oder gegenüber einem Stellvertreter (das kann ein angenehmer Mensch, aber auch eine Figur oder eine imaginäre Person sein) ausprobieren. Nach jeder Aussage wird die Rolle/Perspektive gewechselt. Das heißt, einmal spielen Sie sich selbst, dann wechseln Sie in die Rolle des anderen. Spüren Sie je die Wirkung nach. Wie in einem Film werden die schwie-

Gedanklicher Probelauf

rigen Passagen solange modifiziert und wiederholt, bis Ängste und Widerstände („auf beiden Seiten") zufriedenstellend abgebaut sind. Das verhindert vor allem, von seinen Problemen und Emotionen überwältigt zu werden, was einen gelungenen Austausch gar nicht mehr ermöglichen würde.

Später, wenn Sie geübter sind, brauchen Sie den Zwischenschritt eines Probelaufs nicht mehr.

Entscheidend: die innere Einstellung

> Viel wichtiger als alle Gesprächstechniken sind die inneren Einstellungen. Wer – auch und gerade bei emotionalen Themen – einigermaßen gelassen bleiben und sowohl Angriffe als auch Vorwürfe vermeiden kann, der wird viel leichter Zugang zu seinem Gegenüber bekommen. Dieser wiederum muss keine Widerstände aufbauen, braucht sich nicht zu wehren – und kann seinerseits offenbleiben.

Manche Menschen sind Naturtalente bezüglich guter Kommunikation, die meisten anderen müssen es mehr oder weniger aufwendig erlernen. Doch die Anstrengung lohnt sich, tiefe menschliche Beziehungen sind ohne gelungene Kommunikation nicht denkbar.

Gebet als spezielle Kommunikationsform

Eine spezielle Form der Kommunikation ist das Gebet. Hier tritt man in einen besonderen Dialog. Man kann danken und innehalten, Dampf ablassen und Last abwerfen, selbst um Verzeihung bitten oder darum, anderen verzeihen zu können. Das Empfinden, angenommen, verstanden und gehört zu werden, kann eine enorm heilende, schmerzlindernde Wirkung haben.

Beten kann man zu jeder Zeit, in beinahe jeder Situation. Selbst wenn man noch keinen tiefen Glauben in sich verspürt, lohnt es sich, beten einfach zu praktizieren – und vertrauend abzuwarten.

Dankbarkeit und Verzeihung

Auf jeden Fall bewirken Dankbarkeit und verzeihen können – offen ausgesprochen oder immer wieder für sich resümiert – eine positive Einstellung sich selbst wie auch anderen gegenüber. Das öffnet und führt oft zu tiefen mitmenschlichen Beziehungen.

Motivation: Wie lassen sich die guten Ergebnisse halten?

Der Anfang ist gemacht

Möglicherweise sind Sie mit hoher Motivation an die hier vorgestellten Übungen und Techniken herangegangen, haben sie zum Teil schon erprobt und angewendet. Der Anfang ist gemacht, Sie können bereits neue Sicht- und Denkweisen einsetzen und wissen, welche alternativen Verhaltensweisen Ihnen guttun. Sie haben auch Erfolge erzielt, Sie können den Schmerz schon selbstständig lindern.

Jetzt geht es darum, diese positiven Resultate zu erhalten und die Veränderungen bzw. Lösungsmöglichkeiten so zu verinnerlichen, dass Sie Ihnen wie selbstverständlich im Alltag einfallen. Dann hätten Sie erfolgreich umgelernt!

Wie erhalten Sie die positiven Resultate?

Das braucht natürlich Motivation. Durch spürbare Erfolge oder einen hohen Leidensdruck wird diese am ehesten erzielt. Wenn die Schmerzen nachlassen, sind Freude und Motivation anfangs groß, lassen allerdings natürlich auch den Leidensdruck sinken – und das führt manchmal zu einem Zurückfallen in die gewohnten Verhaltensweisen.

Die regelmäßige Durchführung von Übungen erfordert also längerfristigen Einsatz und Durchhaltevermögen – und Kenntnis von möglichen Hindernissen wie inneren Widerständen.

Durchhaltevermögen und Überwindung von Hindernissen

Üben kann viel Spaß machen, es kann aber – besonders nachdem die ersten Euphorie verklungen ist – auch harte Arbeit sein und vorübergehend (!) Unwohlgefühle mit sich bringen. Es ist ähnlich wie beim Lernen des Klavierspiels: Zuerst herrscht Begeisterung vor, dann folgen Motivationstiefs und es fühlt sich beschwerlich an; hält man jedoch durch, so gelingt über kurz oder lang wieder ein bedeutender Schritt nach vorn, und das Spiel fällt wieder leicht. Seien Sie auf solche Phasen vorbereitet!

Veränderungen anzustoßen ist eine Sache, sie dauerhaft zu verinnerlichen kann eine Herausforderung sein. Es ist dann gut zu wissen, wie Motivation aufrecht erhalten werden kann bzw. welche Motivationsfallen vermieden werden sollten.

Dauerhaftes Verinnerlichen

Durch drei Strategien wird am effektivsten, d. h. dauerhaft, gelernt:

1. wenn mit den Aufgaben bzw. Ergebnissen eine möglichst starke Emotion verbunden ist (z. B. Freude durch Schmerzfreiheit);
2. wenn das Gelernte häufig wiederholt wird. Um positive Veränderungen zu verinnerlichen, müssen Sie sie also anwenden und üben, üben, üben ...;
3. wenn man seine eigenen Widerstände/Widerstrebungen und Blockaden kennt und löst, sodass der „Weg frei wird" für neue Erfahrungen.

Neues Verhalten, neue Einstellungen und Aktivitäten werden am besten behutsam, in kleinen Schritten, im sicheren Rahmen etabliert. Gewöhnen Sie sich langsam, aber kontinuierlich um, widerstehen Sie der Versuchung, im Eiltempo sofort alles gut machen zu wollen. Das wäre eine Überforderung, sie führt häufig zu Frustration und dann zum Aufgeben.

Zielführend sind viele kleine Schritte

Mitgefühl und Ermutigung sich selbst gegenüber

Seien Sie eher mitfühlend und ermutigend sich selbst gegenüber! Hüten sie sich vor allzu großem Perfektionismus, gestatten Sie sich auch einmal Fehler und Unsicherheiten. Gelegentliche Rückschritte sind normal und bedeuten eben *nicht*, dass alles verloren ist. Nehmen Sie sie freundlich wahr und beginnen dann wieder da, wo es bisher gut geklappt hat.

> **Praxistipp**
>
> Manche Menschen erzwingen ihr Durchhalten und kritisieren sich bei Fehlern aufs Schärfste. Versuchen Sie einmal für *eine Woche* Ihr bester Freund statt Ihr Kritiker zu sein. Einem besten Freund gibt man vorsichtig Ratschläge statt harsche Kommandos, ist mitfühlend statt abwertend. Gehen Sie in dieser Zeit einmal entsprechend milde mit sich und Ihren Fehlern um. Und beobachten Sie, in welchem Falle Sie mehr Fortschritte machen.

Wenden Sie Ihre Sinne dem Ziel zu

Wann immer Sie schlechte Angewohnheiten erkennen und ablegen, sollten Sie Ihre Sinne unverzüglich auf das neue Verhalten richten. Lassen Sie sich von Ihrem positiven Ziel anziehen. Es ist wesentlich einfacher, sich auf etwas *hin* zu bewegen, als etwas Unerwünschtes *vermeiden* zu wollen!

Liste positiver Ziele

Stellen Sie z. B. ein Liste mit positiven Zielen zusammen, sammeln Sie Argumente dafür und auch, wie mögliche Hindernisse überwunden werden können. Oder notieren Sie aus Ihrem ABC-Modell der Emotionen, welcher Auslöser (A) bei Ihnen zu welchen Überzeugungen und Bewertungen (B) und damit Stimmungs- und Verhaltenskonsequenzen (C) führt (Übung 7: „Kognitive Umbewertung – das ABC-Modell der Emotionen"). Diese Checkliste kann an motivationsarmen Tagen sehr hilfreich sein.

Bedenken Sie, dass neue Denk- und Verhaltensweisen anfänglich noch ungewohnt sind und sich insofern noch nicht vertraut anfühlen können. Lassen Sie sich davon nicht irritieren, tun und üben Sie trotzdem das, was Sie für richtig halten.

Klare Zeiten

Setzen Sie sich klare Zeiten für Ihre Übungen, und nehmen Sie diese so ernst wie andere Termine. Tarieren Sie nicht täglich den besten Zeitpunkt für Ihre Übungen aus oder warten ab, wann es Ihnen „besser geht".

Handeln-als-ob-Technik

Genau umgekehrt, durch das Tun stärken Sie das neue Verhalten, und Ihre Einstellungen und Gefühle werden dem folgen. Unterstützen können Sie diesen Prozess immer wieder durch die „Handeln-als-ob-Technik", handeln Sie dann so, als ob Sie bereits weniger Schmerzen hätten, positiver gestimmt wären oder das Problem bereits gelöst wäre.

Nehmen Sie positiven Veränderungen auch tatsächlich wahr und notieren Sie sie schriftlich. Aus Ihrem Schmerztagebuch ersehen Sie, welche Übungen, Techniken und Verhaltensänderungen Ihnen guttun und Sie einen Schritt vorwärts gebracht haben. Spüren Sie den Erfolg, halten Sie diese Auflistung in Ihrer Nähe und – schauen Sie so oft wie möglich hinein, insbesondere in motivationsschwächeren Zeiten.

Schmerztagebuch

Praxistipp

Viele Menschen protokollieren ihre positiven Beobachtungen über lange Zeit, manchmal über Jahre. Es ist für sie ein wirksames Mittel gegen die natürliche Tendenz, in alte Gewohnheiten zurückzufallen oder Erfolge nicht mehr wahrzunehmen.

Bedenken Sie auch, dass das Vermeiden von Schmerzen viel Zeit kostet. Sie werden vielleicht erstaunt sein, wie viel Aufmerksamkeit, Energie und Raum Ihre Schmerzsymptomatik in Ihrem Leben bisher eingenommen hat. Wenn Sie also gelernt haben, Ihr Denken und Handeln nicht mehr ausschließlich nach dem Schmerz auszurichten, wird dadurch Kraft und Zeit freigesetzt. Füllen Sie diesen Raum sinnvoll! Bleiben hier Lücken, so schleichen sich leicht alte Verhaltensmuster wieder ein. Geeignet sind alle ermutigenden Gedanken und Aktivitäten, die Sie gerne tun oder für sinnvoll erachten. Wenn Sie immer wieder Ausreden finden, weshalb Sie Ihre Übungen nicht durchführen können oder wollen, suchen und lösen Sie Ihre inneren Widerstände! Oder fragen Sie sich, welche positive Funktion es gibt, ob die Vorteile des Schmerzes/ des Problemverhaltens/des Sich-nicht-verändern-müssens vielleicht doch überwiegen. Dann werden Sie sich entscheiden müssen, was Sie aufgeben wollen.

Füllen Sie Ihre Zeit sinnvoll aus

Die regelmäßige Durchführung der Übungen erfordert, wie gesagt, ein gewisses Maß an Ausdauer. Es wird manches Mal Überwindung kosten, seine Aufmerksamkeit zu lenken, seine Bewertungen umzustellen und sein Verhalten zu ändern. Belohnt werden Sie jedoch durch Schmerzlinderung, durch mehr Kontrolle über den Schmerz sowie einen größeren Freiraum. Darüber hinaus sollten Sie sich immer wieder einmal selbst belohnen. Das kann durch kleine Dinge oder Geschenke geschehen wie: ein schönes Buch kaufen, sich einen Kinobesuch oder eine Massage leisten, nette Leute treffen, Essen gehen etc. Das ist wie eine zusätzliche Anerkennung für Ihre Arbeit, und es erinnert Sie daran, sich selbst zu schätzen.

Selbstbelohnung

> **Praxistipp**
>
> Manchmal ist eine sofortige Selbstbelohnung nicht machbar. Dann kann das Wochenende gut geeignet sein, sich nach einer anstrengenden Woche etwas Angenehmes zu gönnen.

Unterstützung durch andere Menschen

Suchen Sie sich Unterstützung durch wohlwollende Mitmenschen, die Ihnen Mut machen und auch in schwierigen Zeiten Zuversicht geben.

Am allerbesten wäre es, die Übungen zu zweit (oder mehreren) durchzuführen und feste Treffen zu vereinbaren. Das macht den meisten Menschen auf Dauer mehr Spaß, man kann sich austauschen und wird regelmäßig erinnert. Das erhöht die Erfolgsrate – und damit die Motivation.

Schlussendlich: Beginnen Sie bald!

Wie Sie sich auch entscheiden, beginnen Sie bald mit den Übungen – und spüren Sie die Erfolge …

Schon Erich Kästner stellte fest: „Es gibt nichts Gutes außer: Man tut es."

Serviceteil

Kopiervorlage für ein Schmerzprotokoll – 146

Kontaktdaten verschiedener Schmerzhilfegesellschaften – 148

Literatur – 149

Stichwortverzeichnis – 153

Kopiervorlage für ein Schmerzprotokoll

Datum	Uhrzeit	Stärke

Auslöser	Stimmung

Kopiervorlage für ein Schmerzprotokoll

Dauer	Lokalisation	Symptome

Beeinträchtigung	Maßnahmen	Erfolg

Kontaktdaten verschiedener Schmerzhilfegesellschaften

- **Deutsche Schmerzgesellschaft e. V.**
  Alt-Moabit 101b, 10559 Berlin
  ▶ www.schmerzgesellschaft.de
- **Deutsche Migräne- und Kopfschmerzgesellschaft e.v. (DMKG)**
  Dahlbergstr 2a, 65929 Frankfurt /Main
  ▶ www.dmkg.de
- **Deutsche Gesellschaft für Schmerzmedizin e. V. (DGS)**
  Lennéstr. 9, 10785 Berlin
  ▶ www.dgschmerzmedizin.de
- **Deutsche Gesellschaft für Psychologische Schmerztherapie und Forschung (DGPSF)**
  Obere Rheingasse 3, 56154 Boppard
  ▶ www.dgpsf.de
- **Deutsche Schmerzhilfe e. V.**
  Sietwende 20, 21720 Grünendeich
  ▶ www.schmerhilfe.de

Literatur

Basler HD, Franz C, Kröner-Herwig B, Rehfisch HP (Hrsg) (2004) Psychologische Schmerztherapie, 5. Aufl. Springer, Berlin

Becker H (1981) Konzentrative Bewegungstherapie. Integrationsversuch von Körperlichkeit und Handeln in den psychoanalytischen Prozess. Thieme, Stuttgart

Benesch H (2006) Klopf dich gesund. Blockaden lösen, schmerzfrei werden, 4. Aufl. Kösel, München

Bischof K, Bischof A (2015) Selbstmanagement – effektiv und effizient, 4. Aufl. Haufe-Lexware-Verlag. Freiburg/Breisgau

Bökmann M (2001) Mit den Augen eines Tigers. Eine Einführung in die Methode der Tiefenentspannung nach Milton H. Erikson, 2. Aufl. Carl-Auer-Systeme, Heidelberg

Brähler E, Stau B (2002) Handlungsfelder der psychosozialen Medizin. Hofgrefe, Göttingen

Broome A, Jellicoe H (1999) Mit dem Schmerz leben. Anleitung zur Selbsthilfe, 2. Aufl. Huber, Göttingen

Butler D, Moseley L (2016) Schmerzen verstehen, 3. Aufl. Springer, Heidelberg

Deutsches Ärzteblatt (2007) 21, Ausgabe 5/2007 B: 1332

Dobe M, Zernikow B (2021) Rote Karte für den Schmerz. Wie Kinder und ihre Eltern aus dem Teufelskreis chronischer Schmerzen ausbrechen, 6. Aufl. Carl-Auer-Systeme, Heidelberg

Dogs W (1988) Konzentrative Entspannungstherapie. Das Autogene Training, 15. Aufl. Walter Braun, Duisburg

Drexler D (2014) Das integrierte Stress-Bewältigungs-Programm ISP. Manual und Materialien für Therapie und Beratung, 4. Aufl. Klett-Cotta, Stuttgart

Eckstein B, Fröhlig B (2000) Praxishandbuch der Beratung und Psychotherapie. Eine Arbeitshilfe für den Anfang. Leben Lernen. Pfeiffer bei Klett-Cotta, Stuttgart

Faller N (2006) Atem und Bewegung. Theorie und hundert praktische Übungen. Springer, Wien/New York

Feldenkrais M (1982) Bewusstheit durch Bewegung – Der aufrechte Gang, 4. Aufl. Suhrkamp Taschenbücher, Frankfurt am Main

Gawain S (1998) Stell dir vor. Kreativ visualisieren. Rowohlt, Reinbek bei Hamburg

Gendlin E (1981) Focusing. Technik der Selbsthilfe bei der Lösung persönlicher Probleme, 7. Aufl. Otto Müller, Salzburg

Gendlin E (1998) Focusing-orientierte Psychotherapie. Ein Handbuch der erlebensbezogenen Methode. Pfeiffer, München

Giesecke T et al (2006) Zentrale Schmerzverarbeitung bei chronischen Rückenschmerzen. Der Schmerz 20:411–417

Gifford L (2000) Schmerzphysiologie. In: van den Berg F (Hrsg) Angewandte Physiologie, Bd 4 – Schmerzen verstehen und beeinflussen. Thieme, Stuttgart, S 467–518

Glier B (2002) Chronischen Schmerz bewältigen. Verhaltenstherapeutische Schmerzbehandlung. Leben lernen. Pfeiffer bei Klett-Cotta, Stuttgart

Haag S (1997) NLP-Welten. Ein Handbuch. Schirner, Darmstadt

Haase H et al (1985) Lösungstherapie in der Krankengymnastik. Pflaum, München

Harms H (2009) Psychologische Schmerzbewältigung: ein pragmatisches Konzept für die Gruppenarbeit. Reinhardt, München

Hasenbring M (1999) Wenn die Seele auf die Bandscheibe drückt. RUBIN 1:43–48

Hasenbring M (2006) Kognitive Schmerzverarbeitung. Der Schmerz 20:3–410

Hildebrandt J (2003) Göttinger Rücken-Intensiv-Programm. Das Manual. Congress compact, Berlin

Hugger AW, Göbel H, Schilgen M (2006) Gesichts- und Kopfschmerzen aus interdisziplinärer Sicht. Springer, Heidelberg

Jacobs S, Bosse-Düker I (2005) Verhaltenstherapeutische Hypnose bei chronischem Schmerz. Ein Kurzprogramm zur Behandlung chronischer Schmerzen. Hogrefe, Göttingen

Kast B (2007) Wie der Bauch dem Kopf beim Denken hilft. Die Kraft der Intuition. Fischer, Frankfurt am Main

Klasen BW, Brüggert J, Hasenbring M (2006) Der Beitrag kognitiver Schmerzverarbeitung zur Depressivität bei Rückschmerzpatienten. Der Schmerz 20:398–410

Klinkenberg N (2007) Achtsamkeit in der Körperverhaltenstherapie. Ein Arbeitsbuch mit Probiersituationen aus der Jacoby/Grindler-Arbeit. Klett-Cotta, Stuttgart

Krämer J, Hasenbring M, Theodoridis T (2006) Bandscheibenbedingte Erkrankungen. Ursachen – Diagnose – Behandlung – Vorbeugung – Begutachtung. Thieme, Stuttgart

Kröner-Herwig B, Frettlöh J, Klinger R, Nilges P (Hrsg) (2016) Schmerzpsychotherapie. Grundlagen – Diagnostik – Krankheitsbilder – Behandlung, 8. Aufl. Springer, Heidelberg

Müller E (1987) Entspannungsmethoden in der Rehabilitation. Grundlagen und Anwendung der gezielten Selbstentspannung. Perimed, Erlangen

Potreck-Rose F, Jacob G (2016) Selbstzuwendung. Selbstakzeptanz. Selbstvertrauen. Psychotherapeutische Intervention zum Aufbau von Selbstwertgefühl, 12. Aufl. Klett-Cotta, Stuttgart

Reining R, Schweiger A (2006) Endlich weniger Schmerzen. Trias, Stuttgart

Richter J (2022) Schmerz sucht Ursache. Neue Wege in der Schmertherapie – mit Therapieempfehlungen und begleitenden Übungen. Springer, Berlin

Rytz T (2006) Bei sich und in Kontakt. Körpertherapeutische Übungen zur Achtsamkeit im Alltag. Hans Huber\Hogrefe, Bern

Specht-Tomann M, Sander-Kiesling A (2005) Schmerz – Wie können wir damit umgehen? Walter, Düsseldorf

Stahlhacke R (1996) Ohne Schmerzen leben – Körperliche Beschwerden lindern und überwinden. Neff, Rastatt

Stenzel A (2004) Schmerzen überwinden. 30 psychologische Techniken zur Schmerzkontrolle. CIP-Medien, München

Storch M, Cantieni B, Hüther G, Tschacher W (2006) Embodiment. Die Wechselwirkung von Körper und Psyche verstehen und nutzen. Huber, Bern

Striebel W (2002) Therapie chronischer Schmerzen – Ein praktischer Leitfaden, 4. Aufl. Schattauer, Stuttgart

Strumpf B (2007) Praktische Schmerztherapie. Springer, Heidelberg

Svoboda T (1986) Schmerzen psychologisch überwinden. Ein Selbsthilfe-Buch. Schönberger, München

Tiemann H (2005) Physiotherapie und chronischer Schmerz. Wege aus dem Irrgarten. Pflaum, Heidelberg

Wagner-Link A (2005) Verhaltenstraining zur Stressbewältigung. Arbeitsbuch für Therapeuten und Trainer, 4. Aufl. Klett-Cotta, Stuttgart

Weigel W (1996) Selbstheilung durch NLP. Ein neuer Weg zur ganzheitlichen Gesundheit. Urania, Vaterstetten

Weiser Cornell A (2001) Focusing – Der Stimme des Körpers folgen, 4. Aufl. Rowohlt, Reinbek bei Hamburg

Wieden T, Sittig HB (Hrsg) (2005) Leitfaden Schmerztherapie. Elsevier/ Urban & Fischer, München

Willson R, Branch R (2007) Kognitive Verhaltenstherapie für Dummies. Wiley-VCH, Weinheim

Zenz M (2006) Schmerz als Krankheit verstehen. Z Physiother IFK 1:12–20

Zieglgänsberger W (2007) Tut gar nicht mehr weh. Psychol Heute 34:69–77

Stichwortverzeichnis

A

ABC-Modell 48, 133, 142
Ablenkung 34, 39, 43, 116
Achtsamkeit 2
Achtsamsein 91
Affirmation 47
Aktivität, soziale 118, 123
Akupunkturpunkt 80, 81
Akzeptanz 12, 13, 15
Alexander-Technik 65
Angehöriger 126
Angst 15, 16, 19, 26, 27
Antizipation 135
Antreiber, innerer 131
Arbeitszufriedenheit 129
Atemtechnik 2
Atemwahrnehmung 91
Auftrag, posthypnotischer 103, 111
Augenbewegung 82, 83
Ausgleichsformel 80, 82
Auslöser 33, 64

B

Begleitsymptom 27
Belohnung 120, 143
Bewegungsmangel 22
Bewegungstraining, mentales 114
Bewegungsverhalten 118
Bewegungsvermeidung 22
Bewertung 37
Biofeedback 113

C

Checkliste 142

D

Dankbarkeit 140
Dauerstress 15, 25
Depression 27

E

Eigenverantwortung 127
Einstellung 37
Emotion 38

Engramm 20
Entspannung 64
– konzentrative 65
– mentale 101
– in senso 67
Entspannungseinleitung 68
Entspannungstechnik 63
Entspannungsverfahren 63
Erwartung 131

F

Fantasiereise 65
Fehlhaltung 22
Feldenkrais 65
Focusing 3
Freiraum 47, 59, 132, 138

G

Gebet 140
Gedankenkontrolle 36
Gedankenstopp 39
Gefühlsreaktion 51
Gegenmaßnahme 34, 36
Gegenwartserleben 55
Gelassenheit 37, 57, 65
Genießen 55–57, 60, 69, 74
Genusstraining 56
Gesundheitsförderung 118
Gewebeschädigung 19
Gewohnheit 55
Gleichgewicht 127
Grübeln 40, 47

H

Handschuhanästhesie 108
Herausforderung 52, 58
Hilflosigkeit 11, 15, 24, 26
Hindernis 119, 133, 134, 141
Hobby 124, 125, 132
Hypnose 99, 110, 111

I

Ich-Botschaft 139
Imagination 69, 100, 102, 105
Imaginationsübung 65

K

Katastrophisieren 26
Klopfakupressur 80
Kommunikation 16
– gelungene 137
– nichtverbale 126, 140
Konflikt 118, 133, 137, 138
Kontaktatmung 93
Kopfschmerz 10
Körperantwort 61
Körperwahrnehmung 21, 54, 101
Körperwanderung 85

L

Lebensqualität 10
Lebensstil 118
Lebensweise, ungünstige 23
Leistungsgrenze 27
Leitsatz 47
Lernprozess 13, 66
Lösungssuche 118

M

Medikament gegen Schmerzen 24
Migräne 10
Mithilfe 45
Modell, biopsychosoziales 12
Modulation 107, 112
Motivation 13
Muskelsinn 69
Muskelverspannung 21

N

Nervenbotenstoff 19, 26
Nervenfaser 18
Neurolinguistisches Programmieren (NLP) 3
Neurotransmitter 19
NLP (Neurolinguistisches Programmieren) 3
Normalspannung 65

O

Ort
– guter 86
– sicherer 42

P

Pause 61
Perfektionismus 142
Perspektivenwechsel 46
Phantomschmerz 21

PME (Progressive Musekelentspannung) 69
Problemlösefähigkeit 16
Problemverhalten 118, 143
Progressive Musekelentspannung (PME) 69

R

Regeneration 132
Reizschwelle 18
Ressource 16
Rollentausch 59
Rücknahme 74, 104, 110
Rückschritt 142
Rückzug 27

S

Schadenfrühwarnsystem 18
Schmerz
– Akzeptanz 12, 15
– Vorteile 14
– Zeitintervalle 33
Schmerzanalyse 33
Schmerzbedingung 33
Schmerzbeobachtung 34
Schmerzentstehung 12
Schmerzfeedback 114
Schmerzforschung 19
Schmerzgedächtnis 20, 27
Schmerzhemmsystem 18
Schmerzhemmung 16
Schmerzkontrolle 99, 110
Schmerzkrankheit 20
Schmerzleiden 16
Schmerzlinderung 34
Schmerzmedikament 24, 100
Schmerzmuster 34
Schmerzniveau 114
Schmerzpegel 68
Schmerzprotokoll 33
Schmerzreaktion 113, 125
Schmerzspirale 125
Schmerztagebuch 143
Schmerztherapie
– medikamentöse 24
– multimodale 2
– psychologische 15
Schmerztoleranz 15, 17, 26, 66, 83
Schmerzveränderung 34
Schmerzwahrnehmung 17
Schonhaltung 125
Schonung 27
Selbstbelohnung 143, 144
Selbstbeobachtung 50
Selbstheilungskraft 16
Selbsthilfeübung 113

Selbsthypnose 99, 100, 105
Selbstreflexion 54
Signalwort 69, 77
Sinne 54
Sinneskanal 54, 89
So-tun-als-ob-Technik 53
Spannungscheck 78
Spiralatmung 94
Sport 120, 121, 123, 132
Steuerung, mentale 112
Stimme 61, 62
Stimmungslage 18, 25
Stressbelastung 118
Stressor 132
Stressresistenz 132
Suggestion 102
– posthypnotische 100
Symbol 60

T

Tennisball 83
Testfrage 6
Tiefenentspannung 3, 100
Training, autogenes 65
Tranceinduktion 99

U

Übergewicht 23
Übungszeit 31

Umbewertung, kognitive 48
Unterstützung 48, 60, 121, 126

V

Verhaltensanalyse 118, 121
Verhaltensänderung 118
Verhaltenstherapie, kognitive 2
Vermeidung 11, 26, 27, 125
Verzeihung 140
Vorstellungsbild 41, 100
Vorteil von Schmerzen 14

W

Wechselwirkung 34
Widerstand 47, 57, 82, 104
Wunder 63

Y

Yoga 65

Z

Zeitplanung 130
Zielbestimmung 119
Zilgrei 92
Zurücknahme 100
Zwangsstörung 27

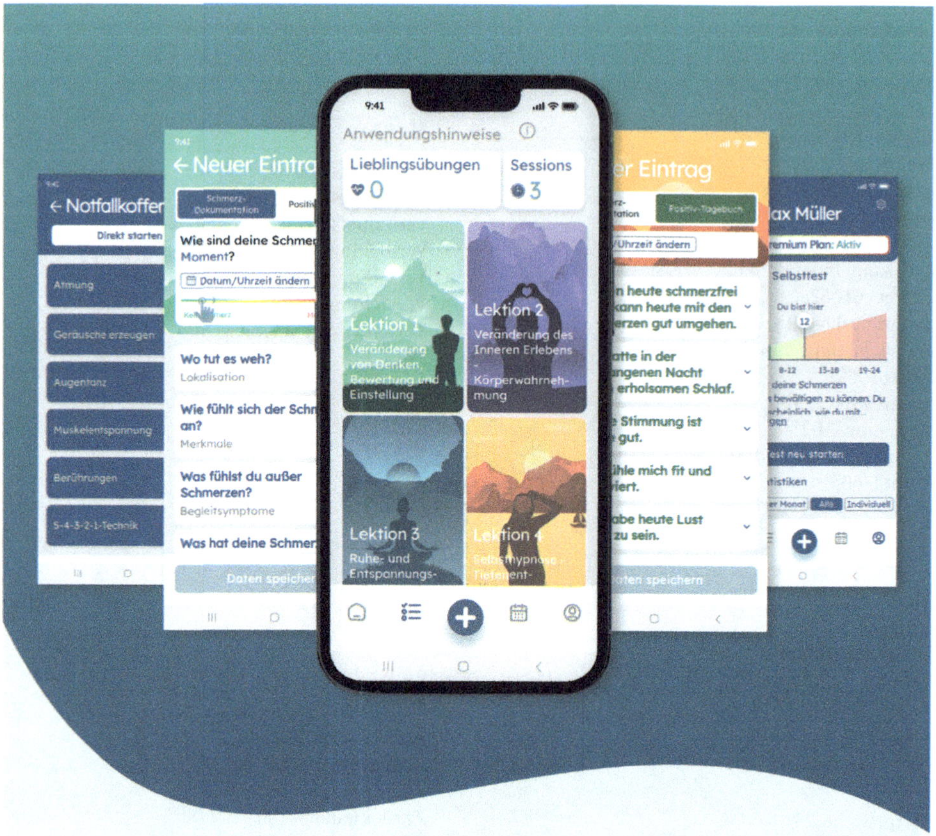

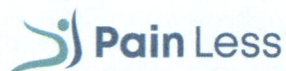

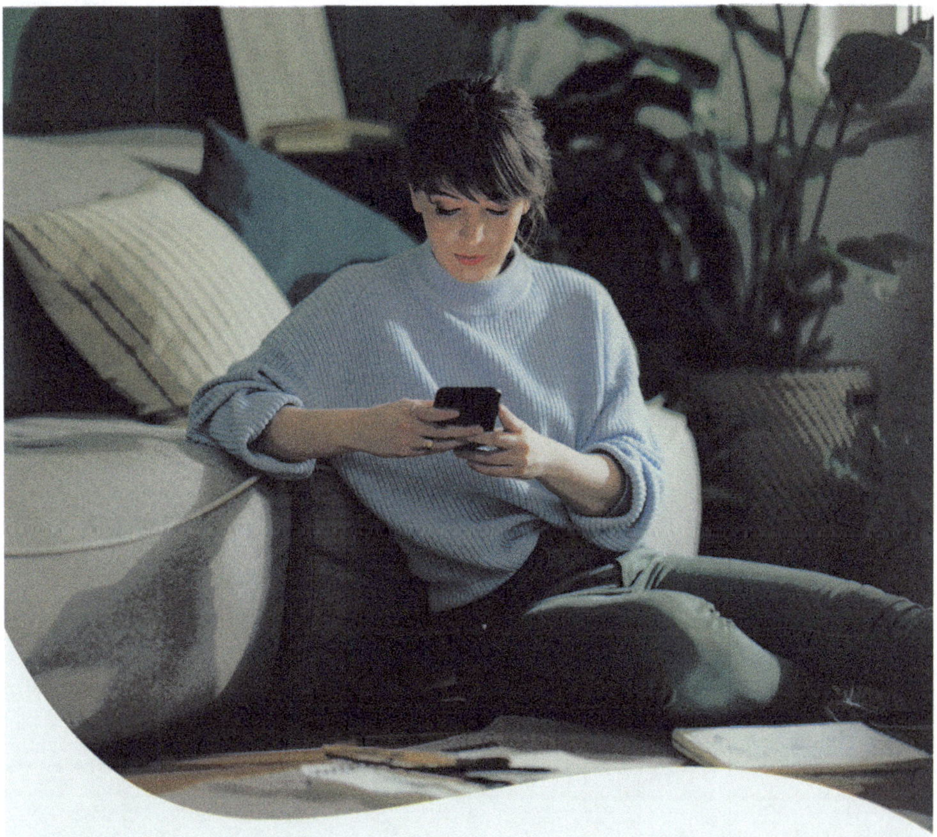

 „Notfall-Koffer" mit speziellen Übungen zur Aktivierung deines Vagus-Nervs (Ruhe- und Entspannungsnerv)

 Im Positiv-Tagebuch dokumentierst du deine täglichen Erfolge und kannst sie so bewusster wahrnehmen

 Das Schmerzprotokoll hilft dir, Zusammenhänge zwischen Schmerzen und Emotionen zu erkennen

 Übersichtliche Aufbereitung deiner erfassten Angaben als Statistik zum besseren Verständnis

Lade dir jetzt die App herunter

 Die Pain Less App erhältst Du für dein iPhone® im App Store

 und für dein Android-Handy bei Google Play

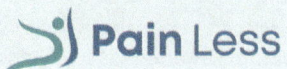

www.painless-app.de

9783662701249